# 图解

图解系列

## 难经

李家雄　著
王耀帅　修编

阅读文字　理解内容

图解让

难经

查看图表

更简单

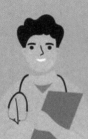
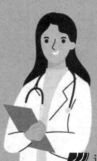
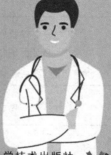
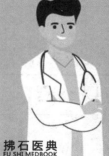
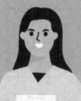

辽宁科学技术出版社
LIAONING SCIENCE AND TECHNOLOGY PUBLISHING HOUSE

拂石医典
FU SHI MEDBOOK

**图书在版编目（ＣＩＰ）数据**

图解难经 / 李家雄著；王耀帅修编. — 沈阳：辽宁科学技术出版社, 2022.3
ISBN 978-7-5591-2427-2

Ⅰ. ①图…　Ⅱ. ①李…②王…　Ⅲ. ①《难经》—图解　Ⅳ. ①R221.9-64

中国版本图书馆CIP数据核字(2022)第025228号

本书为五南图书出版股份有限公司授权北京拂石医典图书有限公司，由辽宁科学技术出版社在中国大陆出版发行简体字版本。

出版发行：辽宁科学技术出版社
　　　　　北京拂石医典图书有限公司
　　　　　地址：北京海淀区车公庄西路华通大厦 B 座 15 层
联系电话：010-57262361/024-23284376
E-mail：fushimedbook@163.com
印 刷 者：北京天恒嘉业印刷有限公司
经 销 者：各地新华书店

幅面尺寸：185mm×250mm
字　　数：298 千字　　　　　　　　印　　张：12.25
出版时间：2022 年 3 月第 1 版　　　印刷时间：2022 年 3 月第 1 次印刷

责任编辑：李俊卿　　　　　　　　　责任校对：梁晓洁
封面设计：潇　潇　　　　　　　　　封面制作：潇　潇
版式设计：天地鹏博　　　　　　　　责任印制：丁　艾

如有质量问题，请速与印务部联系　　联系电话：010-57262361

定　　价：59.00 元

# 序

　　中国医史四大经典之作：《内经》《伤寒论》《金匮要略》《难经》，其中《内经》挂名黄帝，《难经》挂名秦越人，《伤寒论》与《金匮要略》是张仲景和后代学者专家的成就。笔者所编撰的《图解难经》即是分享、琢磨先代医贤之心得，着墨完成。《难经》是我国古代中医著作《黄帝八十一难经》的简称，共三卷，其书名的含义，一以难字为"困难"——入门《内经》困难，二以难字为"问难"——精益求精，难易自在人心。《难经》是阐发《内经》疑难和要旨的第一部书。

　　《难经》分八十一篇称为八十一难，以六大主题阐述中国医学基础理论，依序为：

　　1.脉学：一至二十二难。

　　2.经络：二十三至二十九难。

　　3.脏腑：三十至四十七难。

　　4.疾病：四十八至六十一难。

　　5.俞穴：六十二至六十八难。

　　6.针法：六十九至八十一难。

　　《难经》基于《内经》基础有所发展，开宗明义阐述"独取寸口"脉诊法，对经络、脏腑、命门、三焦、肾间动气、奇经八脉等的论述，对后世的中医理论及临床辨证影响极大，开启了传统医学诊治之门钥。

　　《史记·扁鹊仓公列传》及《汉书·艺文志》均未记载本书，《伤寒杂病论》及《隋书·经籍志》虽提及此书，但未言及作者姓名，直至唐朝杨玄操《难经注》和《旧唐书·经籍志》才提出本书作者为战国时秦越人（扁鹊）。从书的内容看，成书当在东汉以前，大约撰于西汉时期。学者根据明朝名臣刘伯温《郁离子》一书中关于战国时人言论的记载，推算《素问》《难经》成于楚怀王以前。

　　《难经》全书字数约一万二千字，虽年代久远，但用语美妙，推敲字里行间的语意总有很多联想，《难经》中，"谓"是叮咛；《论语》中有78个"谓"字，14个"子谓"，是默而识之；《难经》"谓"字，是学而不倦。《难经》八十一难："是病，非'谓'寸口脉"与"'谓'病自有虚实。"两个'谓'字绝妙，日文"是非"是"一定"的意思，"是非"是"一定的"提纲挈领。

《难经》从一难到八十一难，无疑就是诊疾治病的要领。一难诊病"独取寸口，决五脏六腑死生吉凶"，独"取"寸口，就是从桡动脉的跳动即知心脏与主动脉的生理状态。八十一难治病"实实虚虚，损不足而益有余"，临床应用的要领，都是气之来去；从一难到八十一难，抽丝剥茧，每一难逐一分而论之，深入了解，就可从八十一难回读到一难，参而合之，渐入佳境。

# 前言

韩愈《杂说二·医说》："善医者，不视人之瘠肥，察其脉之病否而已矣；善计天下者，不视天下之安危，察其纪纲之理乱而已矣。天下者，人也；安危者，肥瘠也；纪纲者，脉也。脉不病，虽瘠不害；脉病而肥者，死矣。通于此说者，其知所以为天下乎！夏、殷、周之衰也，诸侯作而战伐日行矣。传数十王而天下不倾者，纪纲存焉耳。秦之王天下也，无分势于诸侯，聚兵而焚之，传二世而天下倾者，纪纲亡焉耳。是故四支虽无故，不足恃也，脉而已矣；四海虽无事，不足矜也，纪纲而已矣。忧其所可恃，惧其所可矜，善医善计者，谓之天扶与之。《易》曰：'视履考祥。'善医善计者为之。"

长江阴柔似母似双手，黄河阳刚如父如双脚，父严母慈，刚柔并济。长江是亚洲第一长河和世界第三长河，是世界上完全流淌在一国境内的最长河流，全长6300公里，其流域覆盖中国大陆五分之一陆地面积，养育了中国大陆三分之一的人口。长江经济带也是中国最大的经济带，如人之六手经脉。黄河是中国的第二长河，有如人之六足经脉。

《内经·经脉》有人迎与寸口的比较诊，在《伤寒论》中人迎与寸口脉诊从缺（注：空缺的意思），仲景将实用的脉诊表现在《伤寒论》："疾病至急，'仓卒寻按，要者难得'。"寸口脉的寸部、关部与尺部带有"肌肉性"的触动感觉，桡动脉属分配型动脉，中膜含平滑肌较多，肌肉较厚，弹性纤维不多，又称肌肉型动脉，通过血管收缩与扩张来调节血流量。因此，"独取寸口，决五脏六腑死生吉凶"是取其方便又实用的特点。

**生命资产负债表（Statemen to fassets）**

指甲床与指节角度大于160°甚至达到190°就是杵状指，随着角度增加，肺脏与免疫问题加大。人体老化常见慢性肺脏阻塞与间质性肺炎，使得基本的肺呼吸功能变差，严重则会造成死亡。老化过程当中，指甲床与指节角度就会变丑。手指如新葱、鲜蒜的人命好，是因这种人比较勤劳，就像松树承受了风霜雨雪的磨练而更加苍劲。因此一个人愈努力、愈勤奋、愈坚持，就有愈亮丽的人生。年长者多器官衰退老化，体弱虚寒、血虚寒凝、手脚冰冷、四肢末梢如干葱、老蒜，因为长久胆固醇累积在血管壁，下肢动脉逐渐狭窄，末梢血液循环不良，指甲床与指节角度会变丑，尤其是大拇指指甲，几乎等同于生命资产负债表，是五脏六腑累积的债务，多在手大拇指指甲与脚大脚趾趾甲上透露出信息。

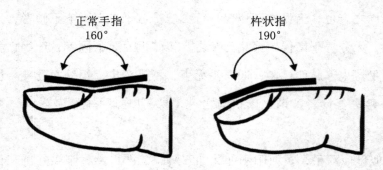

正常手指
160°

杵状指
190°

手脚大拇指（趾）：

1.半月痕：血液活动、心脏功能。

2.指甲角度：气血运行、肺脏功能。

3.指甲色泽：生命活力、营养状况。

4.周围肉质：生活态度与质量、活动情形。

**手大拇指为肺经脉终止部，反映气魄与行为**

| 手大拇指 | 状态 | 气魄与行为解说 |
|---|---|---|
| 半月痕 | 小或没有 | 多为心脏结构有问题，上肢活动量不足 |
| 指甲色泽 | 缺乏血色、苍白、灰黑、紫黯 | 胸腔血液循环不良，体内营养失调，运动量及活动量都不足 |
| 周围肉质 | 枯涩、肉刺多、灰黯、黑紫 | 消化吸收问题多，饮食习惯不良 |
| 指甲角度 | 大于160°至190° | 多为肺脏结构有问题，因空气污染、运动不足致长期肺泡细胞运行不良 |

**脚大踇趾为肝脾经脉起始部，反映魂、意智与思维状况**

| 脚大踇趾 | 状态 | 魂（潜意识）、意智（意识）与思考解说 |
|---|---|---|
| 半月痕 | 小或没有 | 多为肝脏结构有问题，下肢活动量不足 |
| 趾甲色泽 | 缺乏血色、苍白、灰黑、紫黯 | 腹腔血液循环不良，体内营养不良，运动活动量不足 |
| 周围肉质 | 枯涩、肉刺多、灰黯、黑紫 | 排泄问题多，饮食习惯不良 |
| 趾甲角度 | 大于160°至190° | 多为脾脏与造血功能有问题，因空气污染、运动不足致长期肺泡运行不良 |

　　除了饮酒、吸烟之外，暴饮暴食及偏食也是现代人的通病，只是轻重程度不同而已。主要的原因就是忙碌、压力，抗压力不良，造成肝胆胃功能失调，呼吸功能随之下降，需要充分的休闲活动与持恒运动，均衡饮食、和谐呼吸是改善生活习惯的重点。

# CONTENTS 目录

导读 ⋯⋯⋯⋯⋯⋯⋯⋯⋯⋯⋯⋯⋯⋯⋯⋯⋯⋯⋯⋯⋯⋯⋯⋯⋯⋯⋯⋯ 1

**第一章　脉学：一至二十二难** ⋯⋯⋯⋯⋯⋯⋯⋯⋯⋯⋯⋯⋯ 7

1-1　一难：寸口决死生（源自《内经·五十营》）⋯⋯⋯⋯⋯⋯⋯ 8

1-2　二难：脉有尺寸，何谓也? ⋯⋯⋯⋯⋯⋯⋯⋯⋯⋯⋯⋯⋯ 10

1-3　三难：脉太过不及，阴阳相乘，覆溢关格 ⋯⋯⋯⋯⋯⋯⋯ 12

1-4　四难：脉有阴阳之法（参考二十难）⋯⋯⋯⋯⋯⋯⋯⋯⋯ 14

1-5　五难：脉有轻重 ⋯⋯⋯⋯⋯⋯⋯⋯⋯⋯⋯⋯⋯⋯⋯⋯⋯ 16

1-6　六难：脉有阴盛阳虚，阳盛阴虚 ⋯⋯⋯⋯⋯⋯⋯⋯⋯⋯ 18

1-7　七难：王脉 ⋯⋯⋯⋯⋯⋯⋯⋯⋯⋯⋯⋯⋯⋯⋯⋯⋯⋯⋯ 20

1-8　八难：寸口脉平而死 ⋯⋯⋯⋯⋯⋯⋯⋯⋯⋯⋯⋯⋯⋯⋯ 22

1-9　九难：别知脏腑之病 ⋯⋯⋯⋯⋯⋯⋯⋯⋯⋯⋯⋯⋯⋯⋯ 24

1-10　十难：一脉十变 ⋯⋯⋯⋯⋯⋯⋯⋯⋯⋯⋯⋯⋯⋯⋯⋯ 26

1-11　十一难：一脏无气者，肾气先尽 ⋯⋯⋯⋯⋯⋯⋯⋯⋯ 28

1-12　十二难：实实虚虚，损不足益有余（参考八十一难）⋯⋯ 30

1-13　十三难：色脉相胜与相生 ⋯⋯⋯⋯⋯⋯⋯⋯⋯⋯⋯⋯ 32

1-14　十四难：脉有损至（参考二十一难）⋯⋯⋯⋯⋯⋯⋯⋯ 34

1-15　十五难：四时脉弦钩毛石 ⋯⋯⋯⋯⋯⋯⋯⋯⋯⋯⋯⋯ 36

1-16　十六难：五脏脉之内外证与病证 ⋯⋯⋯⋯⋯⋯⋯⋯⋯ 38

1-17　十七难：切脉知死生存亡 ⋯⋯⋯⋯⋯⋯⋯⋯⋯⋯⋯⋯ 40

1-18　十八难：三部九候与积聚痼疾 ⋯⋯⋯⋯⋯⋯⋯⋯⋯⋯ 42

1-19　十九难：男脉与女脉 ⋯⋯⋯⋯⋯⋯⋯⋯⋯⋯⋯⋯⋯⋯ 44

1-20　二十难：脉有伏匿（参考四难、五十九难）⋯⋯⋯⋯⋯ 46

1-21　二十一难：形病与脉病（参考十四难）⋯⋯⋯⋯⋯⋯⋯ 48

1-22　二十二难：是动与所生病 ⋯⋯⋯⋯⋯⋯⋯⋯⋯⋯⋯⋯ 50

**第二章　经络：二十三至二十九难** ····················································· **53**

2-1　二十三难：十二经脉长短度数及流注 ································ 54

2-2　二十四难：手足三阴三阳气绝之候 ································· 56

2-3　二十五难：十二经脉之数 ········································· 58

2-4　二十六难：十五络脉之数 ········································· 60

2-5　二十七难：奇经八脉 ············································· 62

2-6　二十八难：奇经八脉何起何继 ····································· 64

2-7　二十九难：奇经八脉之为病 ······································· 66

**第三章　脏腑：三十至四十七难** ························································ **69**

3-1　三十难：荣卫相随 ··············································· 70

3-2　三十一难：三焦之部位与作用 ····································· 72

3-3　三十二难：心肺独在鬲上 ········································· 74

3-4　三十三难：肝肺色象浮沉之理 ····································· 76

3-5　三十四难：五脏之声色臭味液与七神 ······························· 78

3-6　三十五难：诸腑功能与五脏相配 ··································· 80

3-7　三十六难：肾与命门 ············································· 82

3-8　三十七难：五脏上关九窍与脏腑不和 ······························· 84

3-9　三十八难：论腑何独有六 ········································· 86

3-10　三十九难：论腑五脏六 ·········································· 88

3-11　四十难：鼻者肺候知香臭，耳者肾候能闻声 ······················· 90

3-12　四十一难：肝独有两叶 ·········································· 92

3-13　四十二难：人肠胃长短，受水谷多少 ······························ 94

3-14　四十三难：人不食饮，七日而死者 ································ 96

3-15　四十四难：七冲门 ·············································· 98

3-16　四十五难：八会者 ············································· 100

3-17　四十六难：老人卧不寐少壮寐不寤 ································ 102

3-18　四十七难：人面独能耐寒 ········································ 104

**第四章　疾病：四十八至六十一难** ····················································· **107**

4-1　四十八难：人有三虚三实 ········································· 108

4-2　四十九难：正经自病与五邪所伤 ·································· 110

4-3　五十难：五邪之别 ⋯⋯⋯⋯⋯⋯⋯⋯⋯⋯⋯⋯⋯⋯⋯⋯⋯⋯⋯⋯⋯ 112

4-4　五十一难：脏腑病证之别 ⋯⋯⋯⋯⋯⋯⋯⋯⋯⋯⋯⋯⋯⋯⋯⋯⋯ 114

4-5　五十二难：脏腑发病根本不等 ⋯⋯⋯⋯⋯⋯⋯⋯⋯⋯⋯⋯⋯⋯ 116

4-6　五十三难：七传者死与间脏者生 ⋯⋯⋯⋯⋯⋯⋯⋯⋯⋯⋯⋯ 118

4-7　五十四难：脏病难治与腑病易治 ⋯⋯⋯⋯⋯⋯⋯⋯⋯⋯⋯⋯ 120

4-8　五十五难：积聚之别 ⋯⋯⋯⋯⋯⋯⋯⋯⋯⋯⋯⋯⋯⋯⋯⋯⋯⋯⋯ 122

4-9　五十六难：五脏之积 ⋯⋯⋯⋯⋯⋯⋯⋯⋯⋯⋯⋯⋯⋯⋯⋯⋯⋯⋯ 124

4-10　五十七难：五泄 ⋯⋯⋯⋯⋯⋯⋯⋯⋯⋯⋯⋯⋯⋯⋯⋯⋯⋯⋯⋯⋯ 126

4-11　五十八难：伤寒有五 ⋯⋯⋯⋯⋯⋯⋯⋯⋯⋯⋯⋯⋯⋯⋯⋯⋯⋯ 128

4-12　五十九难：狂癫之别（参考二十难）⋯⋯⋯⋯⋯⋯⋯⋯⋯ 130

4-13　六十难：头心病之厥痛与真痛 ⋯⋯⋯⋯⋯⋯⋯⋯⋯⋯⋯⋯ 132

4-14　六十一难：望闻问切与神圣工巧 ⋯⋯⋯⋯⋯⋯⋯⋯⋯⋯⋯ 134

## 第五章　俞穴：六十二至六十八难 ⋯⋯⋯⋯⋯⋯⋯⋯⋯⋯⋯⋯⋯⋯ **137**

5-1　六十二难：脏井荥有五腑独有六 ⋯⋯⋯⋯⋯⋯⋯⋯⋯⋯⋯ 138

5-2　六十三难：脏腑荥合，皆以井为始 ⋯⋯⋯⋯⋯⋯⋯⋯⋯⋯ 140

5-3　六十四难：井荥俞经合之阴阳五行属性 ⋯⋯⋯⋯⋯⋯⋯ 142

5-4　六十五难：所出为井与所入为合 ⋯⋯⋯⋯⋯⋯⋯⋯⋯⋯⋯ 144

5-5　六十六难：十二经之原 ⋯⋯⋯⋯⋯⋯⋯⋯⋯⋯⋯⋯⋯⋯⋯⋯ 146

5-6　六十七难：募在阴而俞在阳 ⋯⋯⋯⋯⋯⋯⋯⋯⋯⋯⋯⋯⋯⋯ 148

5-7　六十八难：井荥俞经合所主病（参考七十三难）⋯⋯ 150

## 第六章　针疗法：六十九至八十一难 ⋯⋯⋯⋯⋯⋯⋯⋯⋯⋯⋯⋯ **153**

6-1　六十九难：补母泻子之治 ⋯⋯⋯⋯⋯⋯⋯⋯⋯⋯⋯⋯⋯⋯⋯ 154

6-2　七十难：四时针刺之法（参考六十五难）⋯⋯⋯⋯⋯⋯ 156

6-3　七十一难：针刺荣卫之浅深 ⋯⋯⋯⋯⋯⋯⋯⋯⋯⋯⋯⋯⋯⋯ 158

6-4　七十二难：迎随调气之方（参考七十九难）⋯⋯⋯⋯⋯ 160

6-5　七十三难：刺井泻荥之法（参考六十八难）⋯⋯⋯⋯⋯ 162

6-6　七十四难：四时针刺之异 ⋯⋯⋯⋯⋯⋯⋯⋯⋯⋯⋯⋯⋯⋯⋯ 164

6-7　七十五难：肝实肺虚泻火补水之道（参考七十九难、八十一难）166

6-8　七十六难：补泻之法与步骤 ⋯⋯⋯⋯⋯⋯⋯⋯⋯⋯⋯⋯⋯⋯ 168

6-9　七十七难：上工中工之治病 ⋯⋯⋯⋯⋯⋯⋯⋯⋯⋯⋯⋯⋯⋯ 170

6-10　七十八难：针刺压按与补泻之道（参考八十难）·················· 172

6-11　七十九难：迎随补泻之法（参考七十五难）·················· 174

6-12　八十难：入针出针之法（参考七十八难）·················· 176

6-13　八十一难：实实虚虚之害（参考一难、十二难、四十八难、七十五难、

七十七难）·················· 178

后记·················· 180

# 导读

第一难牵系着第八十一难，反复阅读经文，才能体悟异同之处，融会贯通，通彻领会。

第一难（从独取到认识自己）连系着第八十一难（从掌握虚实到坚守医者岗位），"独取"是"特别的"生理状态，让学习者记忆《难经》的来龙去脉，临床上灵活运用《难经》之各难。《金匮要略》即延续十二难与八十一难之"实实虚虚"，用于临床：上工（良医）治未病，见肝病，知肝传脾，当先实脾，脾不受邪，即勿补之；肝病"补用酸，助用焦苦，益用甘味之药调之"，如此实脾，则肝自愈。此治肝补脾之要妙也。肝虚则用此法，肝实则不用之。虚虚实实，补不足，损有余，正是实实虚虚之本义也。

《难经》有重复两次的经文，笔者反复阅读，确有柳暗花明又一村，让人惊叹连连之境。第七十八难："不得气，乃与男外女内；不得气，是为十死不治。"重复"不得气"两次，前者是与男外之于卫气，女内之于荣气，是"得不得到生气"的浓缩语；后者是细辨男女阴阳表里后，"不得气"者则为十死不治，是"不得不放弃"，可说是请病人另觅他医之隐语。

第八十难：所谓"有见如入"是左手见气来至乃内针；针入见气尽乃出针，是"有见如入，有见如出"。第一次"有见如入"是左手见气来至，右手乃内针。第二次"有见如入"放于"有见如出"之前，强调的是"针入"见气尽乃"出针"。换言之，"有见如入"是"针入"，"有见如出"是"出针"，具体呈现是"见入针入"与"见出出针"，更容易理解临床实用之道。韩愈（公元768—824年）《师说》之"师者，所以传道、受业、解惑，……闻道从而师之，道之所存，师之所存。"《难经》之难与易不也明矣。

第七十三难：当刺"井"者，以"荥"泻之，补者不可以为泻，泻者不可以为补。补泻当刺井只泻其荥，若当补井必补其合。第七十九难：泻手心主"俞"，是迎而夺之；补手心主"井"，是随而济之。心病，虚者补手心主井，实者，泻手心主俞。理论上，两难看似矛盾，临床上却是互有关连的，彼此佐证医理论点，互相辉映临床效果，是权宜之计，是变通有道。

八十一难关键词句，作心象记忆（也称为回忆反思法，是在运用各种记忆原理的基础上，借助于形象、联想及感觉来重温过去已学到的知识），仔细阅读经文，比较差异处，融会贯通，大益实力。背诵歌诀如下：

**一难**：一呼三定六，日夜万三五，五十百刻，阳阴二五，五十手太，寸口五六。

**二难：**关尺内阴，关鱼寸内。

**三难：**鱼溢外关内格，尺覆内关外格。

**四难：**滑长浮阳，涩沉短阴。

**五难：**三肺六心九脾，十二肝骨肾。

**六难：**大小轻重，言行尺寸收放。

**七难：**少阳阳明太阳，太阴少阴厥阴；少阳太太少厥，三阳阴王。

**八难：**经脉生原，根本肾动。

**九难：**数府热诸阳，迟藏寒诸阴。

**十难：**五邪刚柔一脉十。心急肝心微胆小。心大心心微小小。心缓脾心缓胃小。心涩肺心微大小。心沉肾心微膀小。

**十一难：**吸阴入，呼阳出，肾肝还。

**十二难：**肾肝绝内补心肺，心肺绝外补肾肝，实实虚虚医杀之。

**十三难：**青弦急赤浮大散；黄缓大白浮涩短；黑沉濡滑，数急缓涩滑。

**十四难：**（1）至再平，三离四夺，五死六绝。损一离再夺，三死四绝。（2）一损皮二脉，三肌四筋五骨，上下骨死下上毛。（3）损肺气心荣。脾调适。肝缓肾益。（4）一呼三病，前大头目，前小胸短。四甚，洪大烦沉细腹，滑热涩雾。五困，沉细夜浮大昼，不大小可；大小难。六死沉细夜浮大昼。一呼一损着床再呼一行尸。（5）上有下无吐不死。上无下有困无害，有尺根元。

**十五难：**春弦夏钩，秋毛冬石。厌聂榆平。益实竿病。急劲弓死。累环琅平。益数鸡病。曲居钩死。蔼盖大平。不上下羽病。萧索风毛死。上大兑雀喙平。啄连微曲病。解索弹死。脾平不见，雀啄水漏脾衰。

**十六难：**（1）肝洁青怒。脐左牢痛。肢满闭、癃溲便难筋。（2）心赤干笑（喜笑~忘我）脐上牢痛。烦心痛，掌中热而口宛（微笑~苦笑）。（3）脾黄噫思味。脐牢痛。腹胀食不，体重节，怠惰嗜，肢不收。（4）肺白嚏悲愁哭。脐右牢痛。喘咳洒寒热。（5）肾黑恐欠。脐下牢痛。逆气少急，泄下重，胫寒逆。

**十七难：**（1）闭肝强急长，反肺浮短涩死。（2）目渴心下牢，脉紧实数反沉濡微死。（3）吐血衄鼽脉沉细，反浮大牢死。（4）谵妄热脉洪大，反厥逆沉细微死。（5）大腹泄脉微细涩，反紧大滑死。

**十八难：**三部四经（1）手太明金，足少太水，金水下。（2）足厥少木，手太少火，木火上。（3）手主少火，足太明土，火生土。（4）三寸关尺，九浮中沉。（5）上天胸头，中人膈脐，下地脐足。（6）沉滞久积聚，右胁积肺结，结积甚微。右胁积气肺不见，右手脉沉伏。（7）外瘤疾，结脉时一止无常。伏脉行筋下。浮脉肉上行。

（8）脉结伏内无积聚，脉浮结外无瘤疾；积聚脉不结伏，瘤疾脉不浮结，脉不应病，病不应脉死病。

**十九难：**男寅木阳，女申金阴。男关上女下，男尺弱女盛。男女不足内，女男过四，病脉左左右右。

**二十难：**伏匿阴阳乘伏。居阴见阳乘阴，沉涩短阳伏阴。居阳见阴乘阳，浮滑长阴伏阳。重阳狂阴癫；脱阳鬼阴盲。

**二十一难：**形病脉不生反者死。形病脉不息不脉。

**二十二难：**一脉二，是动气所生血。邪气动血所生。气呴血濡。气留不行先，血壅不濡后。

**二十三难：**手三阳头五三零。阴胸三点五二一。足三头八四八。三阴胸六点五三九。足跷目七点五一五。督任四点五一六二。

**二十四难：**足少骨齿枯发戊，足太脉唇肉满甲，足厥筋缩卵舌庚，手太皮毛津液丙，手少脉血面鬁壬。三阴目眩瞑志，六阳阴阳汗气。

**二十五难：**十二五六一，经心主别；焦表里有名无。

**二十六难：**十二十五三，络阳阴跷脾。

**二十七难：**奇八阳阴维跷，冲督任带，络脉满经不拘。

**二十八难：**督下脊风脑，任中毛腹关咽，冲气明脐胸，带季回身，阳跷跟外池，阴跷内咽冲，阳维会阴维交。八不环十二不拘，邪肿热砭。

**二十九难：**阳维寒热阴心。阴跷阳缓急，阳跷阴缓急。冲逆气里急。督脊强厥。任内苦结男七女瘕。带腹满腰溶水。

**三十难：**谷胃五六，清荣浊卫，荣中卫外，营五十随。

**三十一难：**三水谷道气始，上心下鬲胃上，内不出膻中，中胃中不上下，腐熟谷脐旁，下膀上清浊，出不内导脐下焦气街。

**三十二难：**心血肺气，血荣气卫；营周外心肺上。

**三十三难：**肝非纯木。乙角庚柔，阴阳夫妇，释阳吸阴。乐金行阴，肝得水沉。肺非纯金。辛商丙柔，释阴婚火。乐火行阳。肺得水浮。肺熟沉辛庚，肝熟浮乙甲。

**三十四难：**肝青燥酸呼泣，心赤焦苦言汗，脾黄香甘歌涎，肺白腥辛哭涕，肾黑腐咸呻唾，五七肝魂肺魄心神，脾意智肾精志。

**三十五难：**心荣肺卫上；大小肠阴下。府阳清净。大小胃膀不净，小受盛，大传道，胆净胃谷膀津。小心大肺，胆肝胃脾膀肾。小赤大白，胆青胃黄，膀黑下治。

**三十六难：**脏一肾两，左肾右命，命神精舍原系；男藏女系胞。

**三十七难：**五九肝目黑白。心舌五味脾口谷味。肺鼻香臭。肾耳五音。五不九不；

六不留痛。邪六阳不邪五阴。阴太阳格，阳太阴关，阴阳盛关格死。气独五不营六，阴五阳六，内脏腑外腠理。

**三十八难：**脏五腑六三，原别诸气，名无形少。

**三十九难：**六脏肾两左肾右命。命舍男藏女系；命肾通六。五脏一腑三，不五腑五。

**四十难：**肝色心臭，脾味肺声肾液。鼻肺香臭，耳肾闻声。肺西金巳，巳南火舌心臭，鼻香臭。肾北水申，西金肺声，耳闻声。

**四十一难：**肝东木春，生幼无亲，太阴近太阳不远，犹两心两叶木叶。

**四十二难：**胃大一五径五长二六，水谷三五，二斗水一五。小大二点半，径点八少半，长三二零，受二四，水六点三合大半。回大四径一点半，长二一零，一斗水七点半。广大八径二点半，长二八，受九点四二五。肠胃五八点四，受水谷八七点七二五。肝四四，左三右四七魂。心十二，七孔三毛汁点三神。脾重二三，广三长五，膏半零血五意。肺三三，六两八魄。肾两重一一志。胆肝短叶间，三点三汁点三。胃二二，长二六，大一五，径五，二斗水一五升。小二十四，长三二，广二点半，径点八少半，左回迭十六曲，盛二四，水六点三合大半。大二十二，长二一，广四，径一，右十六，一斗水七点半。膀九点二，纵九，溺九点九。口二点半，唇齿点九，齿厌三点半，大点五。舌十，长七广二点半。咽十，广二点半，长一六。喉十二，广二，长一二九节。肛十二，大八，径二点大半，长二八，受九三点四二五（点是寸、两、合）。

**四十三难：**胃二斗，水一五，日再圊，一行二零半日五，七三五尽七日死。

**四十四难：**七冲唇飞齿户会厌吸，胃贲太仓下口幽，大小肠阑下极魄。

**四十五难：**府太藏季，筋泉髓绝，血鬲骨杼，脉渊气乳。热内八会。

**四十六难：**少血肌气荣卫，昼精夜不寤。老衰不滑涩，昼不精夜不寐。

**四十七难：**头诸阳会。诸阴至颈胸还，诸阳上头面耐寒。

**四十八难：**三虚实脉病诊（1）脉濡虚牢实。（2）病出虚入实，言虚不实，缓虚急实。（3）诊濡虚牢实，痒虚痛实；外痛快外实虚，内痛快内实虚。

**四十九难：**（1）五正：①忧心，②寒肺，③怒肝，④倦脾，⑤湿肾。（2）五邪：①风，②暑，③倦，④寒，⑤湿。（3）心病：①心风赤，肝色青心赤脾黄，肺白肾黑，肝心邪赤，身热胁满痛，浮大而弦。②心暑恶臭，心臭焦，脾香肝臊，肾腐肺腥，心病暑恶臭，身热烦心痛，浮大而散。③心食倦，脾味甘，虚不食实欲食。肝酸肺辛，肾咸心苦，脾邪心喜苦，身热体重卧，肢不收，浮大而缓。④心寒谵妄，肺声哭，肝呼心言，脾歌肾呻，肺心谵妄，身热洒洒恶寒喘咳，浮大而涩。⑤心湿喜汗出，肾液自唾，肝泣心汗，脾涎肺涕，肾邪心汗不止，身热小腹痛，胫寒逆，沉濡大。

**五十难**：病五邪虚实贼微正（1）五邪：①后虚，②前实，③不胜贼，④所胜微，⑤自正。（2）心病：①风虚，②暑正，③食倦实，④寒微，⑤湿贼。

**五十一难**：病寒人腑阳。温不人脏阴，闭户处，恶人声。

**五十二难**：脏止不移不离处。腑上下行居无常。

**五十三难**：七传胜。间脏子。心传肺肝脾肾心，一脏不再七传死。间脏生，心传脾肺肾肝心，子母传竟复始生。

**五十四难**：脏难传胜。腑易传子。七传间藏同。

**五十五难**：积阴气沉伏，气积积五脏，始常处痛不离，上下终始左右穷。聚阳气浮动，气聚聚六腑，始无根痛无常无止。

**五十六难**：（1）肝肥左胁覆头足。久咳逆疟不已，肺肝脾季肝肺，肺不留积，肥季戊己。（2）心伏脐上臂心下。久烦心，肾心肺秋王，肾不留积，伏秋庚辛。（3）脾痞胃覆大如盘。久肢不收，发疸食不肌肤，肝脾肾冬脾肝，肝不留积，痞冬壬癸。（4）肺息右胁覆大杯。久洒渐寒热喘咳发肺壅，心肺肝春肺心，心不留积，息春甲乙。（5）肾贲少腹心下豚。久喘逆骨痿少气，脾肾心夏肾脾，脾不留积，贲夏丙丁。

**五十七难**：泄五（1）胃饮黄。（2）脾胀注呕。（3）大食大肠。（4）小溲少。（5）大里数茎。

**五十八难**：（1）伤寒有五：①中风阳浮滑阴濡弱。②湿温阳浮弱阴小急。③伤寒阴阳盛紧涩。④热病阴阳浮，浮滑沉散涩。⑤温病脉随经。（2）伤寒汗：①阳虚阴盛汗愈下死。②阳盛阴虚，汗死下愈。（3）寒热病：①皮不近席毛焦，鼻槁不汗。②肌皮痛唇舌槁无汗。③骨无所安，汗不休齿本槁痛。

**五十九难**：狂少卧不饥，自高辨倨，妄笑好歌行不休。癫意不乐，僵仆直视脉三盛。

**六十难**：手三阳风寒伏厥头痛，脑真头痛。五脏干厥心痛甚心，手足青真心痛。真心痛旦夕夕旦死。

**六十一难**：望知神，闻知圣，问知工，切知巧。望五色病。闻五音病。问欲味病所起在。脉寸口虚实病脏腑。外知圣内知神。

**六十二难**：藏井荥五府六，府阳焦行诸阳置俞原，府六三焦共气。

**六十三难**：十变五脏六腑荥合，井始东方春，物始生蚑行喘，蜎飞蠕，生物春生，岁数始春，日数始甲，井为始。

**六十四难**：十变阴井木阳金；阴荥火阳水；阴俞土阳木；阴经金阳火；阴合水阳土。阴阳刚柔。阴井乙木，阳井庚金，阳井庚，庚乙刚，阴井乙，乙庚柔，乙木阴井木，庚金阳井金，余仿此。

六十五难：出井东春万物始生，入合北冬阳气入藏。

六十六难：十原肺渊心陵，肝冲脾白，肾溪少阴兑，胆丘胃冲，三阳膀京，大合小腕。十二俞原五俞三行止。三俞原脐下肾动，十二根原。三原别，通三（宗营卫）历五六，原三止辄原，五六病原。

六十七难：阴行阳募阴，阳行阴俞阳。

六十八难：五六井荥俞经合（1）出井心下。（2）流荥身热。（3）注俞体节。（4）行经喘热。（5）入合逆泄。

六十九难：虚补母实泻子，先补后泻。不虚实经取，正经自病不中邪"母子取经"。

七十难：春夏阳上，气上浅取；秋冬阳下，气下深取。春夏温一阴，初针沉肾肝，得引持之阴；秋冬寒一阳，初针浅浮心肺部，得推内之阳。

七十一难：针阳卧针刺；刺阴左摄针俞处，气散（右）内针，刺荣无卫，刺卫无荣。

七十二难：随逆顺取迎随。内外表里随阴阳，调气阴阳。

七十三难：井肌薄气少，井木荥火火木子，刺井荥泻，补不泻泻不补。

七十四难：春井肝夏荥心，季夏俞脾，秋经肺冬合肾。肝心脾肺肾系春夏秋冬，五脏病辄五色，肝病色青臊臭，喜酸呼泣。病众多针妙秋毫。

七十五难：东实西虚，泻南补北。金木水火土。东木西金，木实金平；火实水平；土实木平；金实火平；水实土平。东肝肝实，西肺肺虚，泻南方火，补北方水。南火木子；北水木母。水胜火，子母实，母子虚，泻火补水，金不平木。不治虚何问余。

七十六难：补卫取气；泻荣置气。阳不足阴余，补阳泻阴；阴不足阳余，补阴泻阳。

七十七难：上工治未，肝病传脾先实脾。中工肝病治肝治已病。

七十八难：补泻非必呼吸出内针。知针信左，不知针信右，刺时左压针俞处，弹努爪下，气来动脉状，顺针刺得气推内补；动伸泻。不得气男外（卫）女内（荣）；不得气十死不治。

七十九难：迎夺泻子，随济补母。心病泻心主俞迎夺；补心主井随济。气来实牢得，濡虚为失，若得若失。

八十难：有见如入，左见气来内针；针入见气尽出针，有见如入，有见如出。

八十一难：是病非寸口，病有虚实。肝实肺虚，肝木肺金，金木更相平，金平木。肺实肝虚，微少气，针不补肝重实肺，实实虚虚，损不足益余，中工害。

# 第一章

# 脉学：一至二十二难

1-1　一难：寸口决死生（源自《内经·五十营》）

1-2　二难：脉有尺寸，何谓也？

1-3　三难：脉太过不及，阴阳相乘，覆溢关格

1-4　四难：脉有阴阳之法（参考二十难）

1-5　五难：脉有轻重

1-6　六难：脉有阴盛阳虚，阳盛阴虚

1-7　七难：王脉

1-8　八难：寸口脉平而死

1-9　九难：别知脏腑之病

1-10　十难：一脉十变

1-11　十一难：一脏无气者，肾气先尽

1-12　十二难：实实虚虚，损不足益有余（参考八十一难）

1-13　十三难：色脉相胜与相生

1-14　十四难：脉有损至（参考二十一难）

1-15　十五难：四时脉弦钩毛石

1-16　十六难：五脏脉之内外证与病证

1-17　十七难：切脉知死生存亡

1-18　十八难：三部九候与积聚瘤疾

1-19　十九难：男脉与女脉

1-20　二十难：脉有伏匿（参考四难、五十九难）

1-21　二十一难：形病与脉病（参考十四难）

1-22　二十二难：是动与所生病

# 1-1 一难：寸口决死生（源自《内经·五十营》）

十二经皆有动脉，独取寸口，以决五脏六腑死生吉凶之法，何谓也？

1.寸口者，脉之大会，手太阴之脉动。

2.人一呼脉行三寸，一吸脉行三寸，呼吸定息，脉行六寸。人一日一夜，凡一万三千五百息，脉行五十度周于身。漏水下百刻（古人以铜壶刻纹漏水以计时，定百刻为一昼夜），荣卫行阳二十五度，行阴亦二十五度，为一周也，故五十度复会于手太阴。

3.寸口者，五脏六腑之所终始，故法取于寸口也。

《内经》脉诊多以寸口脉为主，危急存亡取寸口脉，最为精准，可快速决五脏六腑死生吉凶。

1.只取独一无二的寸口决死生。

2.独取太渊穴区知吉凶。

寸口脉（太渊穴区）主要分布的是桡动脉：

1.桡动脉穿行于桡骨、舟状骨、大菱形骨与第一掌骨之间。

2.太渊穴区尺侧为桡侧腕屈肌腱，桡侧为拇长展肌腱。

3.太渊穴区有前臂外侧皮神经及桡神经浅支。

4.桡动脉从列缺穴（腕后一寸五分）、经渠穴（腕后一寸）下行，经太渊穴（腕关节横纹外侧）深处，走向鼻烟窝（又称鼻烟壶，为阳溪穴位置，于手背外侧部的浅凹，亦即虎口上凹陷处，当大拇指充分外展时更明显）；桡动脉掌浅支于太渊穴内缘，沿桡侧腕屈肌腱鞘外缘入掌。桡动脉及其掌浅支都有小的伴行静脉。

诊脉时，将患者手腕放置在诊垫上，医生多会调整其手腕的角度，即调整尺侧、桡侧腕屈肌腱与桡侧拇长展肌腱，让患者手腕放在最佳的诊脉位置，从初持脉第一下脉动开始到结束，都要用心琢磨。《伤寒论》："疾病至急，仓卒寻按，要者难得，故重集'诸可'与'不可'方治，比之三阴三阳篇中。"诊断治疗，都要分而论之以确诊无误，参而合之以确保疗效，更避免发生如十二难之憾："如此死者，医杀之耳。"

《内经·离合真邪论》："邪入于经脉，寒则血凝泣，暑则气淖泽，虚邪因而入客，亦如经水之得风也，经之动脉，其至

**小博士解说**

《内经·平人气象论》："脉盛滑坚者，曰病在外。脉小实而坚者，病在内。脉小弱以涩，谓之久病。脉滑浮而疾者，谓之新病。"

《伤寒论》："脉病人不病，名曰行尸。以无王气，卒眩仆，不识人者，短命则死。人病脉不病，名曰内虚。以无谷神，虽困无害。"

诊脉有八个主要动脉部位（颈、桡、面、肱、股、膝、胫、足）：

1.颈动脉（人迎穴）　　　　　　　2.桡动脉（太渊穴）

3.面动脉（听宫穴）　　　　　　　4.肱动脉（青灵穴）

5.股动脉（五里穴）　　　　　　　6.腘动脉（阴谷穴）

7.胫后动脉（太溪穴）　　　　　　8.足背动脉（冲阳穴）

亦时陇起，其行于脉中循循然，其至寸口中手，时大时小，大则邪至，小则平，其行无常处，在阴与阳，不可为度，从而察之，三部九候，卒然逢之。"

**十二经脉皆有动脉对应**

| 手经脉 | 对应之动脉与穴位 | 足经脉 | 对应之动脉与穴位 |
|---|---|---|---|
| 手太阴 | 锁骨下动脉：中府、云门<br>腋动脉：天府、侠白<br>桡动脉：太渊 | 足太阴 | 股动脉：箕门<br>髂动脉：冲门 |
| 手阳明 | 第一背侧掌动脉：合谷<br>桡动脉背侧腕支：阳溪<br>面动脉的外鼻支：迎香 | 足阳明 | 足背动脉：冲阳<br>面动脉：大迎<br>颈动脉：人迎<br>髂动脉：气冲 |
| 手少阴 | 腋动脉：极泉、青灵<br>尺动脉：神门 | 足少阴 | 腓后动脉：太溪<br>腘动脉：阴谷 |
| 手太阳 | 颈内动脉：天窗 | 足太阳 | 腘动脉：委中 |
| 手厥阴 | 掌弓动脉：劳宫 | 足厥阴 | 足背动脉：太冲<br>股动脉：五里、阴廉 |
| 手少阳 | 颞浅动脉：和髎、耳门 | 足少阳 | 面动脉：瞳子髎、上关、听会<br>足背动脉：丘墟 |

**《难经》与《内经》之寸口论比较**

| 出典 | 医理说明 |
|---|---|
| 《难经》一难 | 寸口者，脉之大会，手太阴之脉动 |
| 《难经》四十五难 | 脉会太渊 |
| 《内经·五脏别论》 | 胃者，水谷之海，六腑之大源，五味入口，藏于胃以养五脏气，变见于气口 |
| 《内经·玉版》 | 行奇恒之法，自太阴始 |
| 《内经·经脉别论》 | 肺朝百脉，输精于皮毛，气口成寸，以决死生 |

**✚ 知识补充站**

心脏送出血液，经大动脉、中动脉、小动脉，流到全身微血管，又经小静脉、中静脉和大静脉，返回心脏。血液如此循行，速度很快，体内循环一圈只需20秒钟，人体血液在1小时内循环全身180圈，一年一百五十七万六千八百（1 576 800）余圈，人活八十岁，血液体内循环一亿两千六百一十四万四千（126 144 000）余圈。常人呼吸，平均每分钟15次，一天24小时，大约二万一千六百（21 600）次。

# 1-2 二难：脉有尺寸，何谓也？

1.尺寸者，脉之大要会。

2.从关至尺是尺内，阴之所治也；从关至鱼际是寸内，阳之所治也。

3.故分寸为尺，分尺为寸，故阴得尺内一寸，阳得寸内九分，尺寸终始一寸九分，故曰尺寸也。

《内经·脉要精微论》："夫脉者，血之府也，浑浑革至如涌泉，病进而色弊，绵绵其去如弦绝，死。"寸口脉，分寸、关、尺三部位：

**（一）脉位**：脉动位置（寸脉与尺脉、关脉居其中）

1.寸部诊察胸喉中事，即胸腔与上肢及头面，指太渊到鱼际，包括太渊到鱼际的血络（鱼际诊），细察有无"外"离之脉。

2.尺部诊察少腹腰腹膝胫足中事，即腹腔及下肢，指经渠穴到列缺穴，包括经渠到尺泽的血络（尺肤诊），比较寸部与尺部，严重者为病本，次者为标。

**（二）脉象**：脉动的形象（滑涩大小浮沉）

1.滑脉滑溜清楚，血管滑动有力结实，阴气有余，多汗身寒。

2.涩脉若有若无，血管滑动无力浮动，阳气有余，身热无汗。

3.脉若滑若涩，阴阳有余，无汗而寒。

4.脉粗大者，阴不足，阳有余，为热中。

5.脉沉细数，少阴厥。脉沉细数散者，寒热。

6.脉浮而数，眩仆。脉浮不躁，在阳为热，有燥在手。

7.脉细而沉，在阴为骨痛，有静在足。

8.脉数动一代，病在阳，泄及便脓血。

**（三）脉动**：脉动触碰到的刹那速度（疾徐快慢）

1.来疾去徐，上实下虚，为厥巅疾（头痛、思维不清晰）。一摸到脉脉走得很快，再仔细摸脉，脉走得慢。

2.来徐去疾，上虚下实，为恶风（怕冷、怕风），阳气受也。一摸到脉脉走得很慢，再仔细摸脉，脉走得快。

**小博士解说**

扁鹊《难经》八十一难，将《内经》抽丝剥茧，化繁为简。张仲景（公元150—219年）著《伤寒杂病论》十六卷，其方子是宝，诊治理念更是临床指导方针，穿针引线，精益求精，将《内经》《难经》之诊治合而为一，针、灸、砭、药、导引按跷尽在其间。中国医学在汉朝已经很完备，尔后发展仍秉持此一脉相传。

寸关尺的位置、尺寸及其治疗

| 三部 | 穴位 | 位置 | 尺寸 | 治疗 |
|------|------|------|------|------|
| 寸 | 太渊 | 从关至鱼际，腕关节横纹外侧桡动脉中，桡侧腕屈肌外侧 | 阳得寸内九分 | 阳所治 |
| 关 | 经渠 | 掌后高骨之分，寸后尺前两境之间，桡骨茎突内缘，旋前肌中，太渊上量一寸 | 阳得寸内九分 | 阴阳界限 |
| 尺 | 列缺 | 从关至尺泽，桡骨茎突上方，肱桡肌与拇长伸肌之间，太渊上量一寸五分 | 阴得尺内一寸 | 阴所治 |

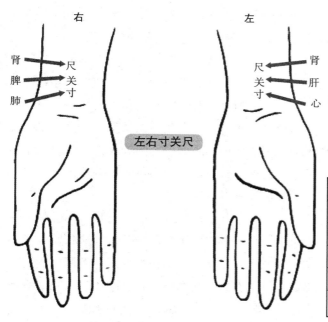

左右寸关尺

《内经·脉要精微论》九脉象及其病理

| 脉象 | 病理 | 脉象 | 病理 |
|------|------|------|------|
| 长 | 气治 | 上盛 | 气高 |
| 短 | 气病 | 下盛 | 气胀 |
| 数 | 烦心 | 代 | 气衰 |
| 大 | 病进 | 细 | 气少 |
| | | 涩 | 心痛 |

✚ 知识补充站

　　《内经·脉要精微论》："尺内两傍，则季肋，尺外以候肾，尺里以候腹。中附上（即关），左外以候肝，内以候膈；右外以候胃，内以候脾。上附上（即寸），右外以候肺，内以候胸中；左外以候心，内以候膻中。前以候前，后以候后。上竟上者，胸喉中事也；下竟下者，少腹腰股膝胫足中事也。"内与外，是诊脉时出现在指腹的前方或偏外侧为外，后方或偏内侧为内；在内的部位是功能表现，在外的部位主要是脏腑结构情形，离动出现在外，有乖离不和之象。

# 1-3 三难：脉太过不及，阴阳相乘，覆溢关格

脉有过，有不及，有阴阳相乘，有覆有溢，有关有格，何谓也？

1. 关之前者，阳之动也，脉当见九分而浮。过者，法曰太过；减者，法曰不及，遂上鱼为溢，为外关内格，此阴乘之脉也。（外溢、内覆）

2. 关之后者，阴之动也，脉当见一寸而沉。过者，法曰太过；减者，法曰不及，遂入尺为覆，为内关外格，此阳乘之脉也。

3. 覆溢，是其真脏之脉，人不病而死也。

覆溢之脉，孤阴孤阳，上下相离，曰真脏之脉，无胃气和之，某脏腑功能有衰竭倾向，得此脉虽不病犹死，不死也大病一场。仔细诊脉"遂上鱼为溢，外关内格"与"遂入尺为覆，内关外格"，"遂"（到达）只见寸部"上鱼为溢"，或只见尺部"入尺为覆"，甚至同时见"上鱼为溢"、"入尺为覆"，都是不见关脉的"覆溢之脉"，才是"真脏之脉"。

《伤寒论》："脉来微去大名反，病里；脉来头小本大名覆，病表。上微头小汗出；下微本大'关格'不通，不得尿。头无汗者可治，有汗者死。趺阳脉伏而涩，伏则吐逆，水谷不化，涩则食不得入，曰关格。"

《伤寒论》："初持脉，来疾去迟，此出疾入迟，曰内虚外实。初持脉，来迟去疾，此出迟入疾，曰内实外虚。"初持脉，是诊脉3~5秒内的脉象，诊脉3~5秒后，可能会出现不一样的脉象，甚至是相反的脉象，"关格"常是诊脉3~5秒钟后才可能出现的脉象。

《内经·脉要精微论》："反四时，有余为精，不足为消。应太过不足为精；应不足有余为消，阴阳不相应曰'关格'。"

《内经·脉度》："邪在腑则阳脉不和，阳脉不和则气留之，气留之则阳气盛矣。阳气太盛则阴脉不利，阴脉不利则血留之，血留之则阴气盛矣。阴气太盛，则阳气不能荣也，故曰关。阳气太盛，则阴气弗能荣也，故曰格。阴阳俱盛不得相荣，曰'关格'不得尽期而死。"

《内经·终始》："人迎一盛病在足少阳，一盛而躁病在手少阳。人迎二盛病在足太阳，二盛而躁病在手太阳。人迎三盛病在足阳明，三盛而躁病在手阳明。人迎四盛且大且数，名曰'溢阳'，溢阳为'外格'。脉口一盛病在足厥阴，厥阴一盛而躁在手心主。脉口二盛病在足少阴，二盛而躁病在手少阴。脉口三盛病在足太阴，三盛而躁病在手太阴。脉口四盛且大且数，名曰'溢阴'，为'内关'，内关不通，死不治。人迎与太阴脉口俱盛四倍以上，名曰'关格'，关格者，与之短期。"

## 小博士 解说

寸口脉与尺脉相互比诊，要察知上焦与下焦的病变本末，"三部脉的大小是第一道信息，寸脉浮大，久按之还是浮大，是刚开始生病；久按之不浮大者，不是病将愈，就是病很久了。"脉动以缓和有力为贵，诊脉要耐心等待，并询问大致的生活状况，随即记录下来，诊脉之后再比较其他相关诊断数据以确诊及开处方。

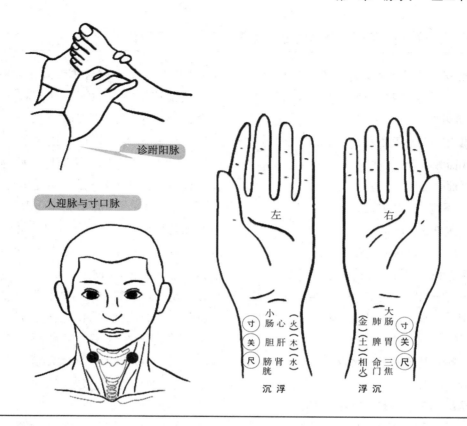

诊趺阳脉

人迎脉与寸口脉

左 右

寸 小肠 心 （火）（木）（水）
关 胆 肝
尺 膀胱 肾
沉浮

大肠 肺 （金）（土）（相火）
胃 脾
三焦 命门
浮沉
寸
关
尺

**✚ 知识补充站**

　　《伤寒论》："寸口脉浮而大，浮为虚，大为实，在尺为关，关则不得小便，在寸为格，格则吐逆。"寸口脉浮而大，是寸口关上尺中三部合起来的脉象，独见于尺中（列缺穴区）是关（即关闭下面而不得小便）。倘若独见于寸口（太渊穴区）则为格关，而会吐逆。《伤寒论》："寸脉下不至关，为阳绝，若阳气前绝，阴气后竭者，其人死，身色必青；尺脉上不至关，为阴绝，阴气前绝，阳气后竭者，其人死，身色必赤。"

　　寸口脉太过与不及，是比较寸口、关上、尺中三部分的脉，寸口脉浮大而尺中部分明显，是尺中脉浮大，表示下半身循环不好，多是小便方面出了问题；寸口浮大而寸口部分明显，是寸口脉浮大，是上半身循环不好，多是食道与胃出了问题。阳绝为寸脉不过关，关尺皆无脉，或寸脉独强，关尺脉皆弱；阴绝为尺脉独强无法上过关与寸，或独有尺脉而寸关脉无，都是不治之脉。

**阴阳绝竭之脉象及病理**

| 病名 | 阴阳绝竭 | 脉象 | 病证 | 病理影响 |
|------|---------|------|------|---------|
| 阳绝 | 阳气前绝，阴气后竭 | 寸脉下不至关 | 其人死，身色必青 | 消化系统 |
| 阴绝 | 阴气前绝，阳气后竭 | 尺脉上不至关 | 其人死，身色必赤，腋下温，心下热 | 循环系统 |

# 1-4 四难：脉有阴阳之法（参考二十难）

1. 呼出心与肺，吸入肾与肝，呼吸之间，脾受谷味也，其脉在中。浮者阳也，沉者阴也，故曰阴阳也。

2. 心肺俱浮，何以别之？
   （1）浮而大散者，心也；
   （2）浮而短涩者，肺也。

3. 肾、肝俱沉，何以别之？
   （1）牢而长者，肝也；
   （2）按之濡，举指来实者，肾也；
   （3）脾者中州，故其脉在中，是阴阳之法也。

4. 脉有一阴一阳，一阴二阳，一阴三阳；有一阳一阴，一阳二阴，一阳三阴。如此之言，寸口有六脉俱动耶？
   （1）非有六脉俱动也，谓浮、沉、长、短、滑、涩也；
   （2）浮者，阳也；滑者，阳也；长者，阳也。
   （3）沉者，阴也；短者，阴也；涩者，阴也。

5. 各以其经所在，名病逆顺也：
   （1）一阴一阳者，谓脉来沉而滑；
   （2）一阴二阳者，谓脉来沉滑而长；
   （3）一阴三阳者，谓脉来浮滑而长，时一沉也。
   （4）一阳一阴者，谓脉来浮而涩也；
   （5）一阳二阴者，谓脉来长而沉涩也；
   （6）一阳三阴者，谓脉来沉涩而短，时一浮也。

《内经·经脉》有人迎与寸口的比诊，在《伤寒论》中人迎与寸口脉诊从缺，人迎脉无法快速诊断出病证，仲景将实用脉诊整合，最后述明："疾病至急，'仓卒寻按'，要者难得，故重集诸'可'与'不可'方治，比之三阴三阳篇中，此易见也。又时有不止，是三阴三阳，出在诸'可'与'不可'中也。"此"仓卒寻按"一语中的。脉动是动脉跳动，桡动脉与肱动脉直径0.1~10mm（1公分）大小，属分配型动脉，中膜含平滑肌多，弹性纤维不多，称肌肉型动脉，是通过血管收缩与扩张调节血流量。寸口脉有"肌肉性"触动感觉，是很敏感的血管。人迎所在的颈总动脉属于传导型动脉，是直径1cm以上的较大动脉，中膜没有大量的平滑肌，取代以大量弹性纤维，称弹性动脉。弹性动脉的外膜较薄，有利于在心室舒张期仍有向前趋出血液的性能。血液从心脏通过弹性动脉（主动脉、头臂动脉、颈总动脉、锁骨下动脉、椎动脉、肺动脉、髂总动脉）输出，弹性动脉因血液中的压力而伸展，短时间内贮蓄了机械性的能量；弹性动脉的大量弹性纤维有压力贮藏器的作用，将贮蓄（潜在的）能量转换成机械能量，使血液在心室舒张时，也不会停留而继续流出。诊断心脏病方面，在颈总动脉处的人迎诊脉比桡动脉更精确；然而，五脏六腑的新陈代谢与身体所有器官系统的运行是否协调，从桡动脉的寸口来诊脉是较方便实用的。

**小博士解说**

关于脉诊，《伤寒论》条文"太阳之为病脉浮"与条文"少阴之为病脉微细"为重要指标，脉浮与脉微细分太阳与少阴，条文"太阳之头项强痛而恶寒"与条文"少阴之欲寐也"，临床上，脉诊与望、闻、问诊之参照，可提高治病疗效。《伤寒论》："脉，肥人责浮，瘦人责沉。肥人当沉，今反浮，瘦人当浮，今反沉，故责之。"

**脉有阴阳法之属性**

| 五脏 | 呼吸 | 脉象 | | 阴阳属性 |
|---|---|---|---|---|
| 心 | 呼出 | 浮而大散 | 阳 | 阳中之阳 |
| 肺 | 呼出 | 浮而短涩 | 阳 | 阳中之阴 |
| 脾 | 呼吸间 | 中州，其脉在中 | 中 | 脾受谷味，灌溉诸脏，诸脏接受气脾土，主中宫之义也 |
| 肝 | 吸入 | 牢而长者 | 阴 | 阴中之阳 |
| 肾 | 吸入 | 按之濡举指来实 | 阴 | 阴中之阴 |

**寸口六脉及其脉象**

| 寸口六脉 | 脉象 |
|---|---|
| 一阴一阳 | 脉来沉而滑 |
| 一阴二阳 | 脉来沉滑而长 |
| 一阴三阳 | 脉来浮滑而长，时一沉 |
| 一阳一阴 | 脉来浮而涩 |
| 一阳二阴 | 脉来长而沉涩 |
| 一阳三阴 | 脉来沉涩而短，时一浮 |

**特别提示：**

《难经》第四难说"各以其经所在，名病逆顺也"。其中的"逆"，指的是脉象与疾病不相应，如脉象浮却病在肾，"顺"指的是脉象与疾病相应，如脉象沉且病在肾。

**六种基本脉象**

**阳脉**

**阴脉**

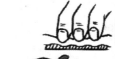

沉脉
沉取才可见的脉象

浮脉
轻按皮表即可感觉到脉象
泛泛在上，如水漂木

短脉（首尾皆短）
脉动长度短于本位的脉象
脉动长度不到6分

长脉
脉动长度超过本位的脉象
如循长竿，脉动长度超过
6分

涩脉
细而迟，往来艰涩的脉
象，即涩胀如轻刀刮竹

滑脉
往来流利，迟而有力的脉
象，即"滑脉如珠，往来旋转"

**✚ 知识补充站**

《伤寒论》："脉有阴阳，凡脉大、浮、数、动、滑，阳也；脉沉、涩、弱、弦、微，阴也。凡阴病见阳脉者生，阳病见阴脉者死。"阴是脏腑虚弱之病，影响肝门静脉输入下腔静脉供应心脏营养之效能；主动脉输出乏力而弱，脉象是沉、涩、弱、弦、微等。若脉象出现大、浮、数、动、滑等阳脉，表示有生机。一般外感或非脏腑虚损，不影响主动脉的输出，应该不会出现脉乏力而弱。如果出现心脏乏力的沉、涩、弱、弦、微等脉象，则凶多吉少。

# 1-5 五难：脉有轻重

1. 初持脉，如三菽之重，与皮毛相得者，肺部也。

2. 如六菽之重，与血脉相得者，心部也。

3. 如九菽之重，与肌肉相得者，脾部也。

4. 如十二菽之重，与筋平者，肝部也。

5. 按之至骨，举指来疾者，肾也。

   故曰轻重也。

《伤寒论》脉诊荟萃了《内经》的精华，以辨别肺（寸与上头）与肾（尺与下尾）的千变万化。《内经·玉机真藏论》所言："藏之脏腑，每旦读之"，以及《内经·脉要精微论》"分而论之，参而合之"的概念，其关键是部位的阴阳：寸口为阳，则尺为阴；脉动的阴阳：浮为阳，则沉为阴。

《伤寒论》脉诊，脉之浮、沉、轻、重各有意义：

1. "人以指按之，如三菽之重者肺气；如六菽之重者心气；如九菽之重者脾气；如十二菽之重者肝气；按之至骨者肾气。假令下利，寸口、关上、尺中，悉不见脉，然尺中时一小见脉，再举头者，肾气也。"

2. "寸口脉，浮为在表，沉为在里，数为在腑，迟为在脏。假令脉迟，此为在脏也。"

3. "阳脉浮大而濡，阴脉浮大而濡，阴脉与阳脉同等者，名曰缓也。"

《伤寒论》诊脉最重要的是"初持脉"，把脉时触得的第一下脉动，需要用心、耐心，长期积累经验。《伤寒论》之脉诊从寸口着手：

1. 诊脉从寸口"三部下手"。

2. 初持脉确实"掌握第一下脉动"。

3. 卫气与营气盛衰，脉动"缓迟的状况"。

4. 病人肥瘦不同，脉动"浮沉的价值"。

5. 脉浮沉轻重，写实"肺、心、肝、脾、肾"的现状。

6. 迟脉在藏，"不是常人脉"；缓而迟，常人脉。

7. 缓脉为阴脉与阳脉"同等"，都是"浮大而濡"。

## 小博士解说

诊孕妇脉以"左关脉"最重要，孕妇的肝脏功能及维系胎儿命脉的胎盘，其状况可全面呈现于左关脉。左关脉是否有力，显示孕妇的肝脏与胎盘营养状况：

1. 脉动缓和有力居本位，几近满分，孕妇情绪平和愉悦，生活习惯好。

2. 左关脉过本位，脉动有力而乖违，孕妇多不愉快，或心情不好。配合望诊太阳穴区，静脉曲张右侧多，显示饮食失调，肝胃经脉不顺畅；左侧静脉曲张多，多是情绪失衡，极度缺乏安全感，产后忧郁症比例相对较高。

3. 左关脉无力或痿弱，脸色萎黄或苍白，多见于非心甘情愿的情况下怀胎，医师宜多鼓励孕妇，让孕母调整不良情绪。这种例子不多，临床上，医者当将心比心，谨慎处理。

五脏脉轻重之比拟

| 五脏 | 脉之轻重 | 脉动触感 | 相关组织 | 相关穴位 |
|---|---|---|---|---|
| 肺 | 三菽之重 | 皮毛相得 | 皮毛 | 太渊 |
| 心 | 六菽之重 | 血脉相得 | 血脉 | 神门 |
| 脾 | 九菽之重 | 肌肉相得 | 肌肉 | 太白 |
| 肝 | 十二菽之重 | 筋平 | 筋 | 太冲 |
| 肾 | 按之至骨，十五菽之重 | 举指来疾者 | 骨 | 太溪 |

**切脉的五种力度（一）**

 三颗黄豆的力度：切诊肺脉

 六颗黄豆的力度：切诊心脉

 九颗黄豆的力度：切诊脾脉

 十二颗黄豆的力度：切诊肝脉

按至骨骼

按至骨骼：切诊肾脉

**切脉的五种力度（二）**

左寸以切心脉，用六颗黄豆的力度

左关以切肝脉，用十二颗黄豆的力度

左尺以切肾脉，以重按触骨的力度

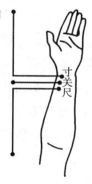
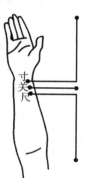

寸
关
尺

寸
关
尺

右寸以切肺脉，用三颗黄豆的力度

右关以切脾脉，用九颗黄豆的力度

右尺或属命门或属心包，历来说法不一，但仍以重按至骨的力度切脉

此两种切脉力度一定要灵活掌握，因为有时寸部之浮脉可见于尺部，尺部之沉脉亦可见于寸部。

---

**➕ 知识补充站**

　　《内经》共162篇，《伤寒论》共398条条文，两者相互对应，应详析其内容并对应到相应生理结构。人体不是僵硬的工程架构，人类血管有十万公里长，可以绕地球两周，微血管有一千亿条，这使人得以维生；当生病时，微血管不正常的新生，就会造成某部位动脉的栓塞；而脉动不正常，也会造成静脉栓塞，出现各种静脉曲张，不只是小腿、手臂而已，肝病严重时可出现食道静脉曲张。诊脉之大小轻重，一如言行的尺度收放，蛛丝马迹都反映在脉管上。

# 1-6  六难：脉有阴盛阳虚，阳盛阴虚

**脉有阴盛阳虚，阳盛阴虚，何谓也？是阴阳虚实之意也。**

**1.浮之损小，沉之实大，故曰阴盛阳虚。**

**2.沉之损小，浮之实大，故曰阳盛阴虚。**

脉浮损小沉实大，阴盛阳虚。偏暑之湿为湿温，多脾足太阴证，宜温养脾胃帮助消化。人动气在左，多呼气，以双脚的脾经脉为主，与下腔静脉及腰骶部神经关系密切；横膈下的引流静脉，是右膈下静脉进入下腔静脉；左膈下静脉分两条，一条从食道裂孔横切进入下腔静脉，另一条与左副肾静脉合流，这些静脉与消化功能息息相关。

脉沉损小浮实大，阳盛阴虚。偏暑之热为暑温，多肺手太阴证，宜清肺，畅快呼吸。人动气在右，多吸气，以双手的肺经脉为主，与奇静脉、上腔静脉、头臂神经关系密切。横膈上的引流静脉是心包膈静脉、筋横膈静脉进入胸内静脉，进入上腔静脉，右侧是膈上静脉进入下腔静脉，后方弯曲部的小静脉汇入奇静脉与半奇静脉，这些静脉与呼吸功能关系密切。

《内经·阴阳应象大论》叙及擅长诊病之良医，有其方法："善诊者，察色按脉，先别阴阳，审清浊而知部分，视喘息，听音声，而知所苦，观权衡规矩而知病所主。按尺寸，观浮沉滑涩，而知病所生，以治无过，以诊则不失矣。"

又言善于治疗者："病之始起，可刺而已，其盛可待衰而已；因其轻而扬之，因其重而减之，因其衰而彰之。形不足者，温之以气；精不足者，补之以味。其高者因而越之；其下者引而竭之；中满者泻之于内；其有邪者，渍形以为汗；其在皮者，汗而发之；其慓悍者，按而收之；其实者，散而泻之。审其阴阳，以别柔刚，阳病治阴，阴病治阳，定其血气，各守其乡，血实宜决之，气虚宜掣引之。"治疗有顺序可循，依其证给予适当的治疗。

《内经·调经论》："血气者，喜温而恶寒，寒则泣不能流，温则消而去之，故气之所并为血虚，血之所并为气虚。气并则无血，血并则无气，今血与气相失故为虚。络之与孙络俱输于经，血与气并则为实。血之与气并走于上为大厥，厥则暴死，气复反则生，不反则死。""虚实之要，九候若一，命曰平人。夫邪之生，生于阳者得之风雨寒暑；生于阴者得之饮食居处，阴阳喜怒。"

**小博士解说**

《伤寒论·痉湿暍病篇》治疗风湿相搏之桂枝附子汤、白术附子汤和甘草附子汤都是温服，服用次数与服量，以"微汗"或"轻微麻痹状"或"晕冒状"为病解，停后服。白术附子汤服后"身如痹"、"如冒状"是水气未除尽，致体内组织液加快回流心脏。甘草附子汤服后"微汗"则解，"汗止复烦"再服。组织液回流心脏顺畅，动脉与静脉正常，则免疫能力因此加强，微汗清肺，畅快呼吸功能。服用桂枝汤与桂枝加附子汤后，要追加热稀粥助药力，热稀粥的量要比药量大，以温养脾胃，畅通消化功能。

说明血气之虚实，按理血属阴当归于阴，气属阳当归于阳，今血离其所居而并于阳，气并于阴，是以血与气相失故为虚。如果血气相通，阴阳交互，是为虚实平和。

**阴阳盛虚之脉象及其把脉手感**

| 阴阳（盛虚） | 脉象（浮沉小大） | 把脉触感（手感轻重） |
|---|---|---|
| 阴盛阳虚 | 浮之损小，沉之实大 | 轻手取之减小，重手取之实大 |
| 阳盛阴虚 | 沉之损小，浮之实大 | 重手取之损小，轻手取之而见实大 |

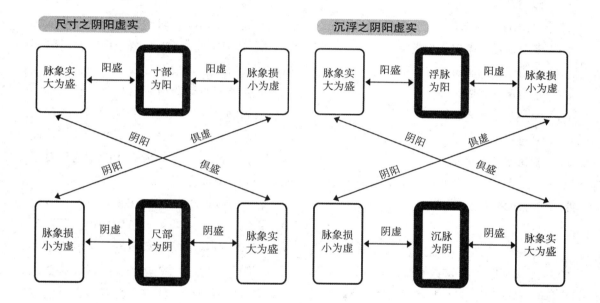

**✚ 知识补充站**

　　《温病条辨》："暑兼湿热，偏于暑之热者为暑温，多手太阴证而宜清，偏于暑之湿者为湿温，多足太阴证而宜温；湿热平等者两解之。长夏受暑，过夏而发者，名曰伏暑。头痛微恶寒，面赤烦渴，舌白，脉濡而数者，虽在冬月，犹为太阴伏暑也。暑温、湿温，古来方法最多精妙。"《内经·热论》："先夏至日者为病温，后夏至日者为病暑"，暑与温，流异而源同，不得言温而遗暑，言暑而遗湿。手太阴证之宜清，暑之热多伤肺手太阴经脉，属呼吸方面的问题，如肺胀满而胸闷，或呼吸困难，或咳嗽，或肩背痛等，应适度发汗来改善肺经脉循环。足太阴证之宜温，暑之湿多伤脾足太阴经脉，多腹胀而心下不舒服，或胃痛，或肢体沉重等，温之以灵活身体肢节。

# 1-7 七难：王脉

1.此六者，是平脉邪？将病脉耶？皆王脉也。

（1）少阳之至，乍小乍大，乍短乍长；

（2）阳明之至，浮大而短；

（3）太阳之至，洪大而长；

（4）太阴之至，紧大而长；

（5）少阴之至，紧细而微；

（6）厥阴之至，沉短而敦。

2.其气以何月，各王几日？

（1）冬至之后，得甲子少阳王，

（2）复得甲子阳明王，

（3）复得甲子太阳王，

（4）复得甲子太阴王，

（5）复得甲子少阴王，

（6）复得甲子厥阴王。

王各六十日，六六三百六十日，以成一岁。此三阳三阴之王时日大要也。

《内经·平人气象论》："太阳脉至，洪大以长；少阳脉至，乍数乍疏，乍短乍长；阳明脉至，浮大而短。"是为三阳脉的王脉。

"人以水谷为本，故人绝水谷则死，脉无胃气亦死，所谓无胃气者，但得真藏脉，不得胃气也。所谓脉不得胃气者，肝不弦，肾不石也。"五脏以胃气为本，胃气为水谷所资生，胃气为真脏之脉，胃绝水谷则真脏脉将是死脉。

《伤寒论》"迟缓相抟"与"刚柔相得"是真王脉：

1."卫气和名曰缓，荣气和名曰迟，'迟缓相抟'名曰沉（紧和而有力）。"

2."寸口脉缓而迟，缓则阳气长，其色鲜，其颜光，其声商，毛发长；迟则阴气盛，骨髓生，血满，肌肉紧薄鲜硬。阴阳相抱（阴脉与阳脉同等），营卫俱行，'刚柔相得'名曰强（迟缓而有力）。"

《内经·四气调神大论》："圣人不治已病治未病，不治已乱治未乱。病已成而后药之，乱已成而后治之，犹渴而穿井，斗而铸锥，不亦晚乎。"养成规律的生活作息习惯比任何治疗都重要。

七十七难"上工治未病，中工治已病"；六十一难"望见五色以知病，闻听五音以别病，问欲五味知病所起，切脉虚实知病何脏腑"。《金匮要略》："吸而微数病在中焦，虚者不治。病在上焦其吸促，病在下焦其吸远，此皆难治。呼吸动摇振振者，不治。"人体老化常见慢性肺脏阻塞，多从肺尖开始损坏，间质性肺炎大多从肺底开始损坏，使得基本肺呼吸功能变差，严重者则造成死亡。

**小博士 解说**

健康、愉快的人多见寸口脉缓；运动员平常每分钟心跳四五十下，缓而有力：

1.卫气和，名曰缓（身体好）；

2.缓则阳气长，其色鲜，其颜光，其声高，毛发长（长得美好）；

3.缓者胃气实，实则谷消而水化（消化好）；

4.缓者胃气有余（胃口好）；

5.按之来缓，时一止复来者，名曰结（心脏循环有问题）。

以上1～4是迟而有力之脉缓，5之缓脉是迟而无力，脉动出现时而断续，反映心脏有问题。

《内经·四气调神大论》四季作息与调理要领

| 四季之养 | 四季之逆 | 起床时间 | 活动要领 | 调理原则 |
|---|---|---|---|---|
| 春三月养阳 | 少阳不生，肝气内变 | 夜卧早起 | 广步于庭 | 宜吐纳 |
| 夏三月养阳 | 太阳不长，心气内洞 | 夜卧早起 | 无厌于日 | 宜汗 |
| 秋三月养阴 | 太阴不收，肺气焦满 | 早卧早起 | 与鸡俱兴 | 宜下 |
| 冬三月养阴 | 少阴不藏，肾气独沉 | 早卧晚起 | 必待日光 | 宜和 |

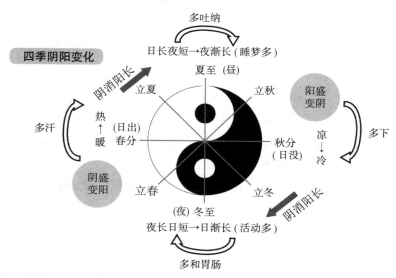

六经脉象与冬至节气后之阴阳症状

| 阴阳 | 脉象 | 冬至节气 | 阴阳症状 |
|---|---|---|---|
| 少阳 | 乍大乍小，乍长乍短 | 冬至之后，得甲子 | 阳气尚微 |
| 阳明 | 浮大而短 | 复得甲子 | 犹有阴 |
| 太阳 | 洪大而长 | 复得甲子 | 阳盛而极 |
| 太阴 | 紧大而长 | 复得甲子 | 阴气尚微 |
| 少阴 | 紧细而微 | 复得甲子 | 阴渐盛 |
| 厥阴 | 沉短而敦 | 复得甲子 | 阴盛而极 |

**＋知识补充站**

　　生理时钟遗传因素与生理机能处于稳定的周而复始的循环状态，其间有多重时间节律，如肾上腺皮质的分泌与生长激素的分泌高低时间就不同，环境明暗、摄食条件、活动及工作状况等，都会影响生命与环境间的相互作用。下丘脑与脑底部视前区的区域是体温调节中枢；视前区的活动变化温度感受性神经元反映温度变化，有反映温度上升、活动增加的"温神经元"，以及反映温度低下、活动增加的"冷神经元"。体温调节反应回馈信号，来自皮肤的反馈，生命与环境息息相关，人身体因应天地灵气而变化。

# 1-8 八难：寸口脉平而死

1. 诸十二经脉者，皆系于生气之原。

2. 所谓生气之原者，谓十二经之根本也，谓肾间动气也。

此五脏六腑之本，十二经脉之根，呼吸之门，三焦之原，一名守邪之神。

3. 故气者，人之根本也，根绝则茎叶枯矣。

4. 寸口脉平而死者，生气独绝于内也。

《伤寒论》："'迟缓相搏'名曰沉（紧和而有力）"；"'刚柔相得'名曰强（迟缓而有力）"，缓则动脉有力，血液流畅，血管力道强，足以供应全身的能量，是以阳气长。迟则慢，静脉血液流动速度缓慢，心脏能量相对弱，是以阴气盛。脉诊诊察心脏基本功能，包括脉管尺寸大小、脉动速度快慢。医者持触患者手腕，第一印象是手腕的轻重及灵活度，重病患者反复二三次，左右侧差异可能很大；常人左、右手脉象都是平和的；相较于《伤寒论》"下利，三部脉皆平，按之心下硬，急下之，大承气汤"，此脉象"皆平"但不和，两者不同；"寸口脉'平'而死，生气独绝于内"，是平静无生气的脉象。

脉平，有强、弱、很弱三种不同脉象：

（一）病人脉象

1. 寸口脉"平"而死，是"微弱无力"。

2. 下利而三部脉皆"平"，是"弱而乏力"。

（二）平常人脉象

1. 寸口脉"平"和而顺，寸口脉缓而迟、强而有力。

2. 脉动次数与血管大小粗细相关：

（1）脉来一呼再至，一吸再至，曰"平"，是血管脉动次数。

（2）不大不小，曰"平"，寸口脉缓而迟为"平"脉，反映脉动血管大小粗细。

3. 四季平脉

（1）春脉弦，气来厌厌（安缓）聂聂（轻浮），如"落榆荚"，曰"平"。

（2）夏脉钩，脉来累累如连珠，如"连琅玕"，曰"平"。

（3）秋脉微毛，脉来蔼蔼如"车盖"，按之益大，曰"平"。

（4）冬脉石，脉来上大下兑，濡滑如"雀之喙"，曰"平"。

《内经·平人气象论》："人一呼脉一动，一吸脉一动，曰少气。人一呼脉三动，

**小博士 解说**

左寸属心脏及主动脉，诊断心脏结构、循环系统、上半身左侧的功能状况。右寸属肺脏及肺动脉，诊断呼吸系统、免疫系统、上半身右侧功能状况，兼及右上半身之淋巴系统。

左关属消化附属器官，诊断肝脏、横膈，及反映情绪状态。右关属消化器官，诊断脾脏、胃，及反映思维与智力状态。

左尺诊断左肾脏、肾上腺、左侧下半身的功能状况，兼及左下半身之淋巴系统。左肾静脉到下腔静脉的路径较远，因此左肾静脉比右肾静脉长；下腔静脉在腹主动脉右侧，造成左肾静脉侧支径路的变化较多；一旦左侧下半身有癌细胞，移转到骨髓与脑部的机率相对较高。

右尺诊断右肾脏与脑下垂体间互动的功能，以及右侧下半身的功能状况。腹主动脉在下腔静脉左侧，右肾动脉比左肾动脉长；临床上手术时，右侧肾脏的危险性会比左侧肾脏高。

一吸脉三动而燥，尺热曰病温，尺不热脉滑曰病风，脉涩曰痹。人一呼脉四动以上，曰死脉，绝不至曰死，乍疏乍数曰死。平人之常气，禀于胃；胃者平人之常气也，人无胃气曰逆，逆者死。"

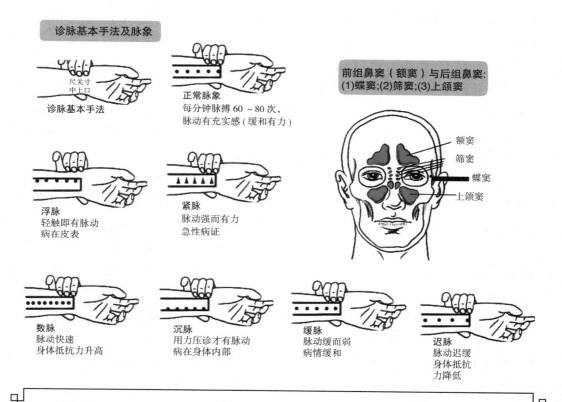

**诊脉基本手法及脉象**

诊脉基本手法
尺关寸
中上口

正常脉象
每分钟脉搏 60～80 次，脉动有充实感（缓和有力）

浮脉
轻触即有脉动
病在皮表

紧脉
脉动强而有力
急性病证

数脉
脉动快速
身体抵抗力升高

沉脉
用力压诊才有脉动
病在身体内部

缓脉
脉动缓而弱
病情缓和

迟脉
脉动迟缓
身体抵抗
力降低

前组鼻窦（额窦）与后组鼻窦：
(1)蝶窦；(2)筛窦；(3)上颌窦

额窦
筛窦
蝶窦
上颌窦

**＋知识补充站**

后组鼻窦（明堂者鼻也，有足三阳经脉与大肠经脉流布）发炎造成的头痛，相较之下，经常上午症状轻，下午重，一旦熬夜晚睡时会特别严重。

1.蝶窦（胆经脉）发炎（龙胆泻肝汤），两侧内眦部及鼻背部呈现周期性疼痛及肿胀，眼球运动时疼痛加剧，压迫眼球时感觉眼球后部疼痛。

2.筛窦（膀胱经脉）发炎（小青龙汤），枕部疼痛，肩、背及乳突部放射性疼痛，自觉眼球后疼痛，压迫眼球时反无痛感。

3.上颌窦（胃经脉与大肠经脉）发炎（参苓白术散），常感觉上列牙痛，尤以磨牙时牵涉到眼眶下及颊部疼痛，此症状与横膈下的脏器功能相关。

孩童罹患鼻窦炎初期，适用小青龙加石膏汤、活人败毒散或葛根汤。慢性疾病者，兼见后组鼻窦炎，关系到小肠经与肾经，适宜右归丸或肾气丸。再配合健康的生活方式，治愈率很高。针灸或按摩曲池、合谷穴，活动伸食指肌与肱桡肌，有类似于跑步、游泳和打球所产生的强化作用，可促进呼吸循环效果，改善鼻窦炎症状。

# 1-9 九难：别知脏腑之病

数者，腑也；迟者，脏也。数则为热，迟则为寒。诸阳为热，诸阴为寒。故以别知脏腑之病也。

《温病条辨》与《伤寒论》甚得《内经》和《难经》真义，从《温病条辨》与《伤寒论》反观《难经》的"脉诊"，更容易掌握理论与临床实践的运用。《温病条辨》：（1）"清营汤去黄连治太阴温病，寸脉大"，寸脉浮是左、右寸脉皆浮，反映心、肺运行有碍；清宫汤右寸脉（肺）较浮或大，与清营汤左寸（心）脉较浮或大，药味相去不多，但脉象大不一样。（2）"不恶寒，但恶热者，传至中焦，已无肺证，或用白虎，或用承气，证同而脉异。若脉（右寸）浮洪（躁甚）则出表为顺，邪气近表不可下，以白虎类退烦热。若脉（右关）沉小（数）有力，病纯在里，则非下不可，主以大承气类。"（3）"桃花汤治温病，脉法当数，反不数而濡小者，热撒里虚"，主要是尺脉濡小。

《温病条辨》寸口脉与尺脉相互比较，偏重于上焦与下焦的病变本末。三部脉的大小是第一信息，寸脉浮大，久按之还是浮大，是刚开始生病；寸脉浮大，久按之不浮大者，不是病将愈，就是病已经很久了。脉动以缓和有力为贵。诊脉要耐心询问生活起居状况，并记录下来，诊脉后再比较其他诊断数据。

《伤寒论》寸口脉与尺脉相互比较，以关为界，偏重于上半身循环与下半身循环问题。《伤寒论》中"寸脉下不至关"，"尺脉上不至关"与"在寸为格，格则吐逆"，"在尺为关，关则不得小便"：前者是诊脉时寸脉不过关，关尺皆无脉，或寸脉独强，关尺脉皆弱，以及尺脉独强无法上过关与寸，或独有尺脉而寸关脉无，这是死脉，很多医生终其一生也见不到一次。后者是寸口脉浮而大，此寸口脉，不是寸口、关上、尺中三部分的比较，而是含括寸口、关上和尺中三部分的脉，寸口脉浮大的状况在关部明显，是小便方面出了问题；相对的，寸口浮

**小博士 解说**

急性鼻窦炎发病急，成人多为头痛，儿童多出现全身症状，高热、脱水、精神不振、呼吸急促，常伴呼吸道感染症状，严重者会出现烦躁、抽搐。感染更严重时，侵及眼眶引起睑结膜水肿，眼球向下移位，内眦部红肿。儿童急性鼻窦炎常并发急性中耳炎、上颌骨炎、血性鼻涕或关节疼痛等。

前组鼻窦额窦（阙中者眉间也，肺经脉与心经脉）位于头颅表面；鼻窦炎中的额窦炎，其头痛症状初起为全头痛，后逐渐局限在患侧内眦部和前额部，因额窦引流受阻，多出现三叉神经区头痛，有明显鼻塞，上午较严重，多持续性患侧鼻塞；鼻分泌物为黏脓性，嗅觉减退。若是额骨骨髓炎，则额部流脓瘘管多在额窦前壁及底部，该处骨壁中含有骨髓（与造血相关），头痛与鼻塞多晨起后发作，中午严重，午后渐渐缓解，晚上多消失。

大，脉特别明显就是食道与胃出了问题。理论上，关部脉浮大就是下半身循环不顺畅，寸口脉大是上半身循环不好，不要拘泥于不得小便与吐逆之证。前者是诊断生死之际，后者是让患者如何有机会好好活下去的指标。

**别知脏腑病证及适合之代表药方**

| 脉象及病证 | | 代表药方 |
|---|---|---|
| 数者 | 迟者 | 银翘汤与增液汤 |
| 数者腑也 | 迟者脏也 | 五汁饮与生脉散 |
| 数则为热 | 迟则为寒 | 益胃汤与理中汤 |
| 诸阳为热 | 诸阴为寒 | 苦酒汤与小建中汤 |

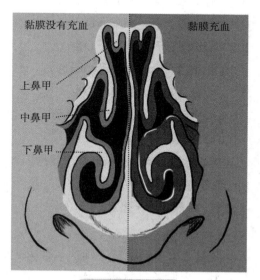

鼻腔内鼻甲组织

**＋知识补充站**

鼻窦炎向外扩散，将引起中耳炎、咽喉炎、扁桃体炎等，甚至可能引起少见的眶内感染。急性鼻窦炎通常有一侧或两侧流脓涕等局部症状，多伴有头痛的特点。

额窦炎与交感神经兴奋同步调，多从少阳欲解时辰（3：00—9：00）开始，到太阴欲解时辰（21：00—3：00）结束。急性额窦炎的额部疼痛常在早晨起床后2小时开始。患者几乎都是长期缺少规律运动者，孩童时期即运动不足，以致自身免疫系统失调；初期，鼻黏膜容易充血发炎，常被误当感冒病毒感染治疗，给予消炎止痛药等，反伤自身免疫力，严重伤害呼吸系统，造成诸如呼吸道过敏、哮喘，或自身免疫疾病等，宜苍耳散、柴胡桂枝汤或麻杏石甘汤。长期照护，可考虑晚上酌服肾水汤或肾气丸，前组鼻窦炎的额窦炎，急证压按上星穴，过劳者则揉按太溪穴，加上养成清晨规律运动习惯，必能改善。

## 1-10 十难：一脉十变

1.五邪刚柔相逢之意也。

（1）心脉急甚者，肝邪干心也。

（2）心脉微急者，胆邪干小肠也。

（3）心脉大甚者，心邪自干心也。

（4）心脉微大者，小肠邪自干小肠也。

（5）心脉缓甚者，脾邪干心也。

（6）心脉微缓者，胃邪干小肠也。

（7）心脉涩甚者，肺邪干心也。

（8）心脉微涩者，大肠邪干小肠也。

（9）心脉沉甚者，肾邪干心也。

（10）心脉微沉者，膀胱邪干小肠也。

2.五脏各有刚柔邪？

故令一脉辄变为十也。

　　肝急、心大、脾缓、肺涩、肾沉，是整体常脉，五脏各自脉动，脉象急、大、缓、涩、沉，分别属肝、心、脾、肺、肾五脏，与相互所属之腑胆、小肠、胃、大肠、膀胱。甚者强为脏脉，微者弱为腑脉，仔细推敲，以脾缓"寸口脉缓而迟"为准，从而加减乘除。人的体态胖瘦也会大幅度影响脉动。初持脉，指腹乍触碰脉动第一个感觉，脉动瞬间出来微弱，回去较大，脏器有问题；脉动瞬间出来头小尾大（不微弱），回去脉动较大，脏器没有问题。寸口微弱而头大，表虚有汗；尺脉微弱而尾大，里实不通畅。初持脉是脉出来与回去（进去）的快与慢，反映心脏的收缩与舒张，出来快、回去慢，是内虚，无法快速回去，多外实内虚之证。

　　五邪，乃五脏五腑之气，失其正而为邪。刚柔相逢，阳为刚，阴为柔；脏逢脏，腑逢腑，各有五邪，以脉之来甚者属脏，微者属腑。《伤寒论》内虚（动脉系统输出乏力）服用小建中汤、理中丸、附子汤为主；外实（心脏静脉系统回流有力）服用桂枝汤、麻黄汤、小青龙汤为主；外实又内虚，宜服半夏泻心汤、柴胡加芒硝汤或柴胡桂枝汤。内实严重服用大陷胸汤、大承气汤或抵当汤等。

**小博士 解说**

　　心脏收缩时，全身的动脉与脑脊液，如海浪涨潮，潮水推动向前；心脏舒张时，动脉与脑脊液如海浪退潮，血液一时充满静脉丛，健康者潮汐稳定，三部九候稳和有力。脉动失常越明显病状越严重，三部九候随时都会受影响而失常，尤其是头颅部的静脉丛（或称静脉陷窝，包括大脑静脉与脑膜静脉）。静脉丛连接颅内静脉与颅外静脉，静脉丛与颈内动脉与脑神经伴行，心脏收缩时排空静脉丛血液，心脏舒张时血液充满静脉丛，头痛脉动欲裂的时候，多是心脏收缩舒张的运行失调，头部的脉管跟着如此跳动而引起头痛。

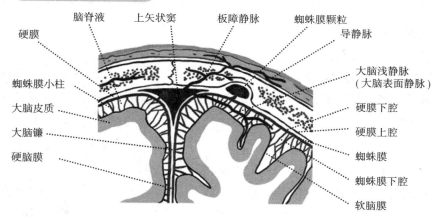

**脑脊液与周围的静脉**

- 硬膜
- 脑脊液
- 上矢状窦
- 板障静脉
- 蜘蛛膜颗粒
- 导静脉
- 蜘蛛膜小柱
- 大脑皮质
- 大脑镰
- 硬脑膜
- 大脑浅静脉（大脑表面静脉）
- 硬膜下腔
- 硬膜上腔
- 蜘蛛膜
- 蜘蛛膜下腔
- 软脑膜

### 十脉十变之相关症状

| 十变 | 心脉变化 | 五邪刚柔相逢 | 症状 |
|------|----------|--------------|------|
| 1 | 急甚 | 肝邪干心 | 肝脏代谢功能提供心脏需求不足 |
| 2 | 微急 | 胆邪干小肠 | 胆囊分泌胆汁供应十二指肠不足 |
| 3 | 大甚 | 心邪自干心 | 心脏自身功能不良 |
| 4 | 微大 | 小肠邪自干小肠 | 小肠自身功能不良 |
| 5 | 缓甚 | 脾邪干心 | 食欲不振 |
| 6 | 微缓 | 胃邪干小肠 | 消化功能失调 |
| 7 | 涩甚 | 肺邪干心 | 呼吸功能失调 |
| 8 | 微涩 | 大肠邪干小肠 | 排泄功能失调 |
| 9 | 沉甚 | 肾邪干心 | 排毒功能失调 |
| 10 | 微沉 | 膀胱邪干小肠 | 泌尿功能失调 |

**✚ 知识补充站**

　　头部静脉丛（柔软属阴）与颈内动脉与脑神经伴行，直接连接颅内静脉与颅外静脉，包含所有鼻窦静脉丛，这些静脉丛疏松地连接着周围组织，心脏收缩时就会扁塌，导静脉与板障静脉（硬实属阳）则不会扁塌。板障静脉宽且没有瓣膜，在颅顶扁骨内，即颅部海绵层，一部分流入邻近的窦（脑膜静脉），一部分流入外侧相邻静脉（导静脉），沟通颅内与颅外静脉，"不直接"交通。

　　厥阴头痛多因该部位静脉回流受阻，吴茱萸汤（肝经脉与督脉会于巅）与五苓散（膀胱经脉上额交巅）是古代最佳常用药方。前组鼻窦额窦（阙中者眉间也，肺经脉与心经脉）与上矢状窦（脑脊髓）、肺泡及相关的黏膜下淋巴组织等互通，以真武汤为最佳养护方。后组鼻窦（明堂者鼻也，足三阳经脉与大肠经脉）、下矢状窦（大脑）和肠胃道黏膜下相关淋巴组织等互通，临床上，属于后组鼻窦的蝶窦、筛窦、上颌窦，其最佳养护方为柴胡桂枝汤。

# 1-11 十一难：一脏无气者，肾气先尽

一脏无气者，肾气先尽，脉不满五十动而一止，一脏无气者，何脏也？

1. 人吸者随阴入，呼者因阳出。

2. 今吸不能至肾，至肝而还。故知一脏无气者，肾气先尽也。

《内经·根结》："一日一夜五十营，以营五脏之精，不应数者，名曰狂生。所谓五十营者，五脏皆受气，持其脉口，数其至也。五十动而不一代者，五脏皆受气；四十动一代者，一脏无气（肺）；三十动一代者，二脏无气（心）；二十动一代者，三脏无气（肝）；十动一代者，四脏无气（脾）；不满十动一代者，五脏无气（肾）。"五脏肾在最下，吸气最远，五十动不满而一止者，知肾无所资，气当先尽，尽则衰竭。

肾脏属泌尿系统的一部分，肾脏影响血流量、血液组成、血压调节、骨骼发育与代谢功能，其基本功能：

1. 分泌尿液：肾小球滤液每分钟约生成120ml，一天总滤液量约170~180L，滤液经肾小管99%被回收，常人尿量每天约1500ml；同时，排出代谢废物、毒物和药物。

2. 调节人体水分及平衡渗透压：肾小管的近曲小管吸收钠离子（$Na^+$）以及分泌氢离子（$H^+$），调节人体水分及渗透压平衡。

3. 调节电解质浓度：肾小球滤液进入肾小管后，钠、钾、钙、镁、碳酸氢根、氯及磷酸等离子多数被回收，以维持体液和电解质平衡。

4. 调节酸碱平衡：常人血浆酸碱度取决于其$H^+$浓度，常人动脉血pH值约7.35~7.45，肾脏排出酸性物质，回收碱性物质，调节酸碱平衡，使人体pH值始终保持稳定。

5. 内分泌功能：肾脏分泌多种激素，如血管活性激素、肾素和前列腺素等，并可生成1,25-二羟维生素$D_3$及红细胞生成素。

《伤寒论》反复比较，从"来头不小"思之，渐能了解，掌握诀窍。

1. "病按之痛'寸脉浮，关脉沉'曰结胸。"

2. "'寸口脉微'曰阳不足洒淅恶寒，'尺脉弱'，名阴不足则发热。"

3. "下利，'寸脉反浮数、尺中自涩'必圊脓血。"

4. "'脉来微去大，名反'，病在里。'脉来头小本大，名覆'，病在表。上微头小则汗出；下微本大则关格不通，不得尿。头无汗者可

**小博士解说**

医生诊治命脉的分寸拿捏，仍以"呼吸"为首务，观察：（1）呼吸速度快慢；（2）呼吸声音大小轻重；（3）口腔一切不正常声音。

脉动方向：脉浮者病在表，可发汗，病发热、头痛，脉反沉；若不差，身体疼痛，当温其里；沉者病在里，不可发汗。

脉动速度：数者腑也，数则为热；迟者脏也，迟则为寒。

脉动性质：脉静者为不传；颇欲吐，若躁烦，脉数急者为传。

治，有汗者死。"

5. "'寸脉下不至关，为阳绝；尺脉上不至关，为阴绝'，皆不治，死也。"

6. "阳气前绝，阴气后竭者，其人死身色必青；阴气前绝，阳气后竭者，其人死身色必赤，腋下温心下热。"

**诊断声息与相关症状**

| 声息 | 诊断 | 病情 | 病证评估 |
|---|---|---|---|
| 喘息（口鼻腔） | 三焦 | 喘在上焦其息促（呼吸与循环），喘在中焦其息微数（消化与吸收），喘在下焦其息远（排泄与生殖） | 病证轻重缓急 |
| 鼻息（鼻腔） | 粗细虚实 | 呼吸鼻息来去俱粗，其粗也平等（呼吸皆吃力）是实证；吸粗（吸入为肝与肾，营养状况）呼不粗（呼出为心与肺，呼吸状况），或呼粗吸不粗，或呼吸不粗，多虚证（非阳明实证），粗者喘之渐也 | 病证虚实新久 |
| 哕声（口腔） | 轻重 | 连声哕者，中焦；哕声断续，时微时甚者，属下焦。哕反映五脏六腑功能上的状况，哕为口腔所发出的所有不正常声音 | 病证治程长短 |

**呼吸与肾气盛衰**

| 呼吸 | 呼吸气息与肾气盛衰 |
|---|---|
| 一脏无气 | 人吸者随阴入，呼者因阳出，今吸不能至肾，至肝而还，故知一脏无气者，肾气先尽 |
| 肾气先尽 | 五脏肾最在下，吸气是远，若五十动不满而一止者，知肾无所资，气当先尽。尽犹衰竭也，衰竭则不能随诸脏气而上矣 |

**✚ 知识补充站**

《伤寒论》中"呼吸者脉之头"最为关键，"呼吸"是诊"脉动"最重要的指标，医生诊治最重要的就是观察病人的"呼吸"。在生死关头，要摸探病人鼻孔下有无气息（呼吸功能），再触摸手腕及颈动脉脉动（血液循环功能）。《史记·扁鹊仓公列传》记载：扁鹊诊治虢太子，以"耳鸣"、"鼻张"和"股温"救回虢太子。耳鸣诊比望诊鼻张与触诊股温还有用，仔细听闻患者的生命信息，触类旁通，可互相交替运用。

# 1-12 十二难：实实虚虚，损不足益有余（参考八十一难）

1. 五脏脉已绝于内，用针者反实其外。五脏脉已绝于外，用针者反实其内。内外之绝，何以别之？

2. 五脏脉已绝于内者，肾肝气已绝于内也，而医反补其心肺。

3. 五脏脉已绝于外者，其心肺脉已绝于外也，而医反补其肾肝。

4. 阳绝补阴，阴绝补阳，是谓实实虚虚，损不足益有余。

如此死者，医杀之耳。

《金匮要略》五脏之水：心水身重，肺水身肿，"身体"主呼吸与循环，肝水腹大不能转侧，脾水腹大四肢苦重，肾水腹大脐肿腰痛，"腹部"主消化与排泄。

《金匮要略》："诸水，腰下肿，利小便；腰上肿，发汗乃愈。若身重汗出已辄轻，久久必身瞤胸中痛，从腰以上必汗出，下无汗，腰髋弛痛，如有物在皮中状，剧者不能食，身疼重，烦躁，小便不利，为黄汗，桂枝加黄芪汤。"实实虚虚，损不足益有余，医反补其心肺之实，或反损其肾肝之虚，是失误之治疗。诸水二分腰际，给予利小便与发汗之治，横膈与胸腰腹肌群之于吸与呼，盆膈肌群与腹部下腔静脉之于二便，都是临床诊治要点。

脉将绝于外，先腰以上肿，当发汗（多活动）。心脏病造成的浮肿多为对称性，多在午后下肢开始浮肿，夜间则改善，多为两心室或右心室功能不良，日久将会弥漫及大腿、外生殖器或全身，颜面及上肢潴留较少；下肢浮肿多在穿鞋子不合脚，或步履沉重困难时始发现，初发时宜汗之，持续进行适量运动，以养护心脏，可降低浮肿的程度。

脉将绝于内，多腰以下肿，当利小便（善饮食）。上肢浮肿常在戴帽子、手表、戒指或握拿东西不灵活时发觉，多是肾脏有碍；因体液循环不良，早上与晚上差异很大，尤其是生活作息不正常者更加明显，旁人很容易观察出其脸部浮肿与眼睑沉重；多由心脏病、肾脏病、肝功能不良、低蛋白血

**小博士解说**

《医方集宜》："虎口乱纹多，须知气不和。色青惊积聚，下乱泻如何。青黑慢惊发，入掌内吊多。三关急通过，此候必沉疴。"虎口三关脉纹是诊断三岁以下小儿的指掌脉纹，即小儿食指掌侧靠拇指一侧的"浅表静脉"。

成人诊寸口脉，是在"桡动脉"上的列缺穴、经渠穴和太渊穴；桡动脉由列缺穴（腕后一寸五分）、经渠穴（腕后一寸）下行，经太渊穴（腕关节横纹外侧）深处，无论成人或小儿，桡动脉的寸口脉与三关纹的浅表静脉，都要切诊、望诊、互为参酌。临床上，触摸兼揉搓三关纹，有诊断兼治疗的叠加疗效。

望诊食指皮表与触诊骨节，是对婴幼儿的重要诊法，配合望诊耳后瘈脉穴区（三十难：头窍阴穴区）静脉曲张情形，以及《少林铜人簿点断》（十二难）眼白诊，与大络诊（二十六难），可精确掌握婴幼儿的病证。

症、甲状腺机能低下症、下肢静脉功能不良　或淋巴回流不良等所引起。

**五脏水及其症状**

| 五脏水 | 症状 | 诊治穴位 |
|---|---|---|
| 心水 | 身重而少气，不得卧，烦而躁，其人阴肿 | 内关、筑宾 |
| 肝水 | 腹大，不能自转侧，胁下腹痛，时时津液微生，小便续通 | 太冲、曲池 |
| 肺水 | 身肿，小便难，时时鸭溏 | 尺泽、地机 |
| 脾水 | 腹大，四肢苦重，津液不生，但苦少气，小便难 | 三阴交、照海 |
| 肾水 | 腹大，脐肿腰痛，不得溺，阴下湿如牛鼻上汗，其足逆冷，面反瘦 | 太溪 |

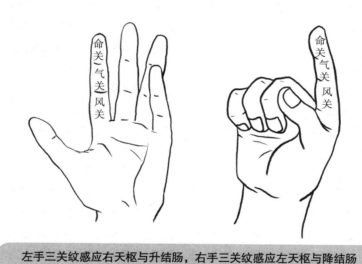

左手三关纹感应右天枢与升结肠，右手三关纹感应左天枢与降结肠

**➕ 知识补充站**

　　虎口三关脉纹，即食指掌侧靠拇指一侧的浅表静脉，第一节为风关，第二节为气关，第三节为命关。纹在风关，邪浅病轻；纹透气关，邪较深；纹达命关，病重；若脉纹延伸至指端为"透关射甲"，病更重。

　　正常的指纹红黄相兼，隐现于风关之内。纹紫为热，淡红为虚，青色为风、主痛，青兼紫黑是血络瘀闭。指纹的变化可反映病变的轻重、浅深。

　　右手三关纹感应左天枢与降结肠，观察排便状况；左手三关纹感应右天枢与升结肠，观察肠系吸收状况。

# 1-13 十三难：色脉相胜与相生

经言见其色而不得其脉，反得相胜之脉者即死。得相生之脉者，病即自已。色之与脉当参相应，为之奈何？

1. 五脏有五色，皆见于面，亦当与寸口、尺内相应。
2. 色青，其脉当弦而急；
3. 色赤，其脉浮大而散；
4. 色黄，其脉中缓而大；
5. 色白，其脉浮涩而短；
5. 色黑，其脉沉濡而滑。

   此所谓五色之与脉，当参相应也。

6. 脉数，尺之皮肤亦数；
7. 脉急，尺之皮肤亦急；
8. 脉缓，尺之皮肤亦缓；
9. 脉涩，尺之皮肤亦涩；
10. 脉滑，尺之皮肤亦滑。

   五脏各有声色臭味，当与寸口、尺内相应，其不相应者病也。

《内经·邪气藏腑病形》："见其色知其病，命曰明；按其脉知其病，命曰神；问其病知其处，命曰工。……色脉形肉不得相失也，故知一则为工，知二则为神，知三则神且明矣。"（1）色青脉弦，（2）赤者脉钩，（3）黄者脉代，（4）白者脉毛，（5）黑者脉石。见其色不得其脉，反得相胜之脉，则死（难治）；得相生之脉，病易已。凡此变者，有微有甚。故善调尺（根，夜休息），不待于寸（苗，晨养护），善调

脉（秀，日活动），不待于色（实，暮收藏）；参合而行之者，为上工。

《内经·通评虚实论》："邪气盛则实，精气夺则虚。气虚者肺虚也，气逆者足寒也。重实者，言大热病，气热脉满，经络皆实，是寸脉急而尺缓也，滑则从，涩则逆也。……脉气上虚尺虚，是谓重虚。气虚者，言无常也。尺虚者，行步恇然。脉虚者，滑则生，涩则死也。脉满而实，实而滑则生，实而逆则死。脉实满，手足寒，头热，脉浮而涩，涩而身有热者死。形尽满者，脉急大坚，尺涩而不应也，从则生，逆则死。所谓从者，手足温；所谓逆者，手足寒也。"

《内经·脉要精微论》："脉小色不夺者新病；脉不夺，其色夺者久病；脉与五色俱夺者久病；脉与五色俱不夺者新病。肝与肾脉并至，其色苍赤，当毁伤，不见血，已见血，湿若中水也。"

虎口三关脉纹，用于儿科临床及婴幼儿居家护理方便又有效。小儿三岁以下，看虎口三关纹色。紫热，红伤寒；青惊风，白疳病；惟黄色隐隐，或淡红隐隐，为常候也。至见黑色，则危矣。纹色在风关为轻，气关渐重，命关尤重。紫色是热，多为外感与饮食问题，初用柴胡桂枝汤多见效。白色是疳病，多为饮食问题，宜保和丸，并调整饮食习惯。淡红色是伤寒，施予活人败毒散，能见效。

**小博士解说**

　　婴幼儿排便顺畅与否、吸收能力强弱，都可从食指活动灵活度观察，此与手食指动脉、浅表静脉相关；同时，亦展现婴幼儿肠道自身免疫力高低。从虎口三关脉之纹路及浅表静脉变化，可知病之虚实轻重。压按，指纹会消失，放开又复现，为虚；压按，指纹不消失，为实；静脉色淡红为寒，色深紫为热。小儿指纹的变化，可概括分类为"浮沉分表里，红紫辨寒热，淡滞定虚实，三关测轻重"，婴幼儿六个月以前以红丝为多，六个月以后以青筋为多。

《难经》与《内经》有关脉与寸口尺内之相应

| 出处 | 脉象 |
|------|------|
| 《难经》 | 五脏有五色，皆见于面，亦当与寸口尺内相应：<br>1.脉数尺之皮肤亦数<br>2.脉急尺之皮肤亦急<br>3.脉缓尺之皮肤亦缓<br>4.脉涩尺之皮肤亦涩<br>5.脉滑尺之皮肤亦滑 |
| 《内经》 | 调其脉之缓急大小滑涩，肉之坚脆，而病变定矣：<br>1.脉急尺之皮肤亦急<br>2.脉缓尺之皮肤亦缓<br>3.脉小尺之皮肤亦减而少气<br>4.脉大尺之皮肤贲而起<br>5.脉滑尺之皮肤亦滑<br>6.脉涩尺之皮肤亦涩 |

比较《内经》与《难经》五色相应脉象

| 五色 | 内经之脉象 | 难经之脉象 |
|------|-----------|-----------|
| 青 | 弦 | 弦而急 |
| 赤 | 钩 | 浮大而散 |
| 黄 | 代 | 中缓而大 |
| 白 | 毛 | 浮涩而短 |
| 黑 | 石 | 沉濡而滑 |

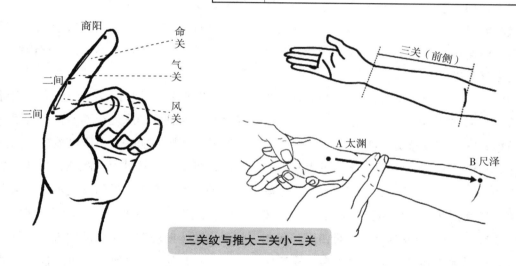

**三关纹与推大三关小三关**

**✚ 知识补充站**

　　从商阳穴区推揉到二间穴区与三间穴区，促进肠道蠕动，令排便顺畅，称为推小三关。商阳穴所出为井，二间穴所溜为荥，三间穴所注为荥，三间穴区色泽不良，肠道后天保养失调；二间穴区色泽不良，肠道现阶段有状况，暂时性排泄有碍；商阳穴区色泽不良，肠道先天体质及后天保养皆不佳，排泄状况一向不顺畅。

　　从太渊穴区A推揉到尺泽穴区B，强化肺经脉循行，舒缓呼吸方面问题，为推大三关。成人的二间穴区与三间穴区出现青筋，多受痔疮之苦，青色纹越深，内痔越严重；左侧多虚，右侧多实，左右侧皆多为虚实并见。

# 1-14 十四难：脉有损至（参考二十一难）

1. 至脉：（1）一呼再至平，（2）三至离经，（3）四至夺精，（4）五至死，（5）六至命绝。

2. 损脉：（1）一呼一至离经，（2）再呼一至夺精，（3）三呼一至死，（4）四呼一至命绝。

3. 至脉从下上，损脉从上下。损脉为病，（1）一损皮毛，皮聚毛落；（2）二损血脉，血脉虚少，不荣五脏六腑；（3）三损肌肉，肌肉消瘦，饮食不为肌肤；（4）四损筋，筋缓不能自收持；（5）五损骨，骨痿不能起于床。反此者至于收病也。从上下者，骨痿不能起于床者死。从下上者，皮聚而毛落者死。

4. 治损：（1）损肺益其气，（2）损心调其荣卫，（3）损脾调其饮食，适寒温，（4）损肝缓其中，（5）损肾益其精。

5. （1）脉一呼再至，一吸再至，不大不小，曰平。（2）一呼三至，一吸三至，适得病；前大后小，头痛目眩，前小后大，胸满短气。（3）一呼四至，一吸四至，病欲甚；脉洪大苦烦满，沉细腹中痛，滑者伤热，涩者中雾露。（4）一呼五至，一吸五至，当困，沉细夜加，浮大昼加，不大不小，虽困可治；有大小者难治。（5）一呼六至，一吸六至，死脉；沉细夜死，浮大昼死。（6）一呼一至一吸一至，曰损，人虽能行，犹当着床，血气皆不足。（7）再呼一至，再吸一至，曰无魂，当死也，人虽能行，曰行尸。

6. 上部有脉，下部无脉，当吐不吐者死。上部无脉，下部有脉，虽困无能为害。譬如人之有尺，树之有根，枝叶虽枯槁，根本将自生。脉有根本，人有元气，故知不死。

上部有脉下部无脉，当吐不吐者死，此脉象及症状多为食道与饮食方面问题。肾脏与肾上腺的问题，才会出现下部无脉现象。上部无脉，下部有脉，腹腔没问题，乃食道与饮食上一时的失调，虽对健康造成困扰，但不足为害。《金匮要略》："脉病人不病，名曰行尸。无王气，卒眩仆，不识人者，短命则死。人病脉不病，名曰内虚，虽困无害。"

一呼四至，一吸四至，脉洪大，阳脉多气滞，多因脏器动脉运行不顺畅，苦烦满；沉细者，阴脉多血瘀，多因脏器静脉回流不顺畅，腹中痛。脉洪大与沉细，是脉动的形体感觉（偏静态），有粗细之不同。滑者，阳脉多温热，为伤热；涩者，阴脉多寒凉。脉滑与涩（偏动态）是脉动的流动感觉。

一呼五至，一吸五至，沉细夜加，多为脑下垂体与副交感神经系统功能不良；浮大昼加，多为脏腑与交感神经系统功能不良。脉浮大与沉细，是脉动部位与形体感觉。不大不小虽困可治，有大小为难治。脉有大小（偏静态）是血脉流动的管道收缩力大小的表现。不大不小是寸口脉缓而迟，脉动缓和平稳有力；脉动不缓和平稳，时大时小，心脏与血管必有问题。

**行尸与内虚之脉象及预后**

| 病名 | 脉象 | 预后 | 注意事项 |
|------|------|------|----------|
| 行尸 | 脉病人不病 | 以无王气，卒眩仆，不识人者，短命则死 | 积极治病 |
| 内虚 | 人病脉不病 | 以无谷神，虽困无害 | 休息调养 |

**辨证损脉与至脉**

| 病名 | 脉走向 | 脉象及症状 | 预后 |
|------|--------|------------|------|
| 至脉 | 从下而逆上<br>由肾而至肺 | 一呼再至曰平，三至曰离经，四至曰夺精，五至曰死，六至曰命绝<br>阳独盛而至数多 | 皮聚而毛落者死 |
| 损脉 | 从上而行下<br>由肺而至肾 | 一呼一至曰离经，再呼一至曰夺精，三呼一至曰死，四呼一至曰命绝<br>阴独盛而至数少 | 骨痿不能起于床者死 |

**损脉为病之症状及调理**

| 损脉 | 症状 | | 治疗及调理 | |
|------|------|------|------|------|
| 一损 | 损皮毛 | 损肺 | 皮聚而毛落，皱纹多，毛发掉 | 益其气 | 主气，养宗气 |
| 二损 | 损血脉 | 损心 | 血脉虚少，不能荣于五脏六腑，气色不好 | 调其荣卫与血 | 主血脉，养营气 |
| 三损 | 损肌肉 | 损脾 | 肌肉消瘦，饮食不能为，肌肤干燥消瘦 | 调其饮食，适其寒温 | 主受谷味，养中气 |
| 四损 | 损筋 | 损肝 | 筋缓不能自收持，关节不灵活 | 缓其中，活动筋骨 | 怒伤肝，缓中。肝若急，以甘缓，养卫气 |
| 五损 | 损骨 | 损肾 | 骨痿不能起于床，肢体沉重不堪 | 益其精与髓 | 主精，养精气 |

# 1-15 十五难：四时脉弦钩毛石

1.弦钩毛石，四时之脉。

（1）春脉弦，肝东方木，万物始生，未有枝叶，脉之来，濡弱而长，曰弦。

（2）夏脉钩，心南方火，万物所盛，垂枝布叶，下曲如钩，脉之来疾去迟，曰钩。

（3）秋脉毛，肺西方金，万物所终，草木华叶，皆秋而落，其枝独在，若毫毛，脉之来，轻虚以浮，曰毛。

（4）冬脉石，肾北方水，万物所藏，盛冬时，水凝如石，脉之来，沉濡而滑，曰石。

如有变奈何？

2.春脉弦，反者为病。

（1）气来实强，是谓太过，病在外。

（2）气来虚微，是谓不及，病在内。

（3）气来厌厌聂聂，如循榆叶，曰平。

（4）益实而滑，如循长竿，曰病。

（5）急而劲益强，如新张弓弦，曰死。

（6）春脉微弦，曰平。

（7）弦多胃气少，曰病。

（8）但弦无胃气，曰死。春以胃气为本。

3.夏脉钩，反者为病。

（1）气来实强，是谓太过，病在外。

（2）气来虚微，是谓不及，病在内。

（3）其脉来累累如环，如循琅玕，曰平。

（4）来而益数，如鸡举足者，曰病。

（5）前曲后居，如操带钩，曰死。

（6）夏脉微钩，曰平。

（7）钩多胃气少，曰病。

（8）但钩无胃气，曰死。夏以胃气为本。

4.秋脉毛，反者为病。

（1）气来实强，是谓太过，病在外。

（2）气来虚微，不及，病在内。

（3）脉来蔼蔼如车盖，按之益大，曰平。

（4）不上不下，如循鸡羽，曰病。

（5）按之萧索，如风吹毛，曰死。

（6）秋脉微毛，曰平。

（7）毛多胃气少，曰病。

（8）但毛无胃气，曰死。秋以胃气为本。

5.冬脉石，反者为病。

（1）气来实强，是谓太过，病在外。

（2）气来虚微，是谓不及，病在内。

（3）脉来上大下兑，濡滑如雀之喙，曰平。

（4）啄啄连属，其中微曲，曰病。

（5）来如解索，去如弹石，曰死。

（6）冬脉微石，曰平。

（7）石多胃气少，曰病。

（8）但石无胃气，曰死。冬以胃气为本。

6.胃者，水谷之海，主禀四时，皆以胃气为本，是谓四时之变病，死生之要会。脾者，中州也，其平和不可得见，衰乃见。来如雀之啄，如水之下漏，是脾衰见也。

《内经·玉机真藏论》："治病察形气色泽，脉之盛衰，病之新故，乃治之无后其时。形气相得，可治；色泽以浮，易已。脉从四时，可治，脉弱以滑，有胃气，曰易治，取之以时。形气相失，难治；色夭不泽，难已；脉实以坚，益甚；脉逆四时，不可治。""逆四时，春得肺脉，夏得肾脉，秋得心脉，冬得脾脉，甚至皆悬绝沉涩者，逆四时。未有藏形，于春夏而脉沉涩，秋冬而脉浮大，曰逆四时。"《内经·脉要精微论》："持脉有道，虚静为保。春日浮，如鱼之游在波；夏日在肤，泛泛乎万物有余；秋日下肤，蛰虫将去；冬日在骨，蛰虫周密，君子居室。故曰：知内者按而纪之，知外者终而始之。此六者，持脉之大法。"

医者临证当守而勿失，明察病形，辨别脉象，掌握病机，给予适宜的治疗。

## 四时脉与万物象之关连

| 四季 | 四时脉 | 脏腑五行 | 万物之象 | 脉象 | 对应 |
|---|---|---|---|---|---|
| 春 | 弦 | 肝东方木 | 万物始生，未有枝叶 | 濡弱而长 | 筋 |
| 夏 | 钩 | 心南方火 | 万物所盛，垂枝布叶，下曲如钩 | 来疾去迟 | 血脉 |
| 秋 | 毛 | 肺西方金 | 万物所终，草木华叶，皆秋而落 | 轻虚以浮 | 皮毛 |
| 冬 | 石 | 肾北方水 | 万物所藏，盛冬之时，水凝如石 | 沉濡而滑 | 骨 |

## 四季脉象及其症状

| 四季 | 脉象 | | 症状 |
|---|---|---|---|
| 春季 | 太过 | 实强 | 善忘，忽忽眩冒而巅疾 |
| | 不及 | 虚微 | 胸痛引背，下则两胁胠满 |
| | 平 | 厌厌聂聂，如循榆叶 | 弦而和。软弱招招，如揭长竿末梢 |
| | 病 | 益实而滑，如循长竿 | 弦多胃气少 |
| | 死 | 急而劲益强，如新张弓弦 | 但弦无胃气 |
| 夏季 | 太过 | 实强 | 身热而肤痛，为浸淫 |
| | 不及 | 虚微 | 烦心，上见咳唾，下为气泄 |
| | 平 | 累累如环，如循琅玕 | 微钩 |
| | 病 | 来而益数，如鸡举足 | 钩多胃气少 |
| | 死 | 前曲后居，如操带钩 | 但钩无胃气 |
| 秋季 | 太过 | 实强 | 逆气而背痛，愠愠然 |
| | 不及 | 虚微 | 喘，呼吸少气而咳，上气见血，下闻病音 |
| | 平 | 蔼蔼如车盖，按之益大 | 微毛 |
| | 病 | 不上不下，如循鸡羽 | 毛多胃气少 |
| | 死 | 按之萧索，如风吹毛 | 但毛无胃气 |
| 冬季 | 太过 | 实强 | 脊脉痛而少气，不欲言 |
| | 不及 | 虚微 | 心悬如病饥，眇中清，脊中痛，少腹满，小便变 |
| | 平 | 上大下兑，濡滑如雀之喙 | 微石，喘喘累累如钩，按之而坚 |
| | 病 | 啄啄连属，其中微曲 | 石多胃气少，如引葛之益坚 |
| | 死 | 来如解索，去如弹石 | 如发夺索，辟辟如弹石 |

## 辨证平脉与衰脉

| 脉象 | 脉位 | 脉状 |
|---|---|---|
| 平脉 | 平和不得见，其脉在中 | 脾寄王于四季，不得独主于四时，四脏之脉平和，则脾脉在中 |
| 衰脉 | 乃见，来如雀之啄，如水之下漏 | 雀啄，脉至坚锐，而继续不定，屋漏缓散，动而复止 |

# 1-16 十六难：五脏脉之内外证与病证

脉有三部九候，有阴阳，有轻重，有六十首，一脉变为四时，离圣久远，各自是其法，何以别之？是其病，有内外证。其病为之奈何？

1.假令得肝脉，

（1）其外证善洁、面青、善怒。

（2）其内证脐左有动气，按之牢若痛。

（3）其病四肢满、闭癃、溲便难、转筋。

有是者肝也，无是者非也。

2.假令得心脉，

（1）其外证面赤、口干、喜笑（无意识形态的皮笑肉不笑）。

（2）其内证脐上有动气，按之牢若痛。

（3）其病烦心，心痛，掌中热而哕（同"哕"，干呕）。

有是者心也，无是者非也。

3.假令得脾脉，

（1）其外证面黄、善噫、善思、善味。

（2）其内证当脐有动气，按之牢若痛。

（3）其病腹胀满、食不消，体重节痛，怠惰嗜卧，四肢不收。

有是者脾也，无是者非也。

4.假令得肺脉，

（1）其外证面白、善嚏、悲愁不乐、欲哭。

（2）其内证脐右有动气，按之牢若痛。

（3）其病喘咳，洒淅寒热。

有是者肺也，无是者非也。

5.假令得肾脉，

（1）其外证面黑，喜恐，欠。

（2）其内证脐下有动气，按之牢若痛。

（3）其病逆气，小腹急痛，泄如下重，足胫寒而逆。

有是者肾也，无是者非也。

《内经·玉机真藏论》："真肝脉至，中外急，如循刀刃，贲贲然如按琴瑟弦，色青白不泽，毛折乃死。真心脉至，坚而搏，如循薏苡子累累然，色赤黑不泽，毛折乃死。真肺脉至，大而虚，如以羽毛中人肤，色白赤不泽，毛折乃死。真肾脉至，搏而绝，如指弹石辟辟然，色黑黄不泽，毛折乃死。真脾脉至，弱而乍数乍疏，色黄青不泽，毛折乃死。诸真脏脉见者，皆死不治也。""五脏皆禀气于胃，胃者五脏之本；藏气者，不能自致于手太阴，必因于胃气，乃至于手太阴；五脏各以其时自为，而至于手太阴。邪气胜者，精气衰，故病甚者，胃气不能与之俱至于手太阴，故真脏之气独见，独见者病胜脏也，故曰死。"

肝、心、脾、肺、肾五脏，当审视辨别

**小博士解说**

《伤寒论》脉诊荟萃了《内经》的精华："阳脉浮大而濡，阴脉浮大而濡，阴脉与阳脉同等者，名曰缓也。"缓脉为阴脉与阳脉"同等"，都是"浮大而濡"。"寸口脉，浮为在表，沉为在里，数为在腑，迟为在脏。假令脉迟，此为在脏也。""迟脉在脏"不是正常脉。"缓而迟"是常人脉。此即因为胃气充盈，而促使五脏之气流会于肺经脉。

其真脏脉象；同时，亦当验其气色、皮毛，以辨病证。再者，胃为五脏之本，五脏之气皆受胃腑水谷所资生；综而言之，脉必始于肺手太阴经脉，而后行之于其他各经脉；且必须有胃气充盈，始能促使五脏之气流会于肺经。一旦，病气胜过五脏精气，病甚也。

**比诊五脏脉之内外证**

| 五脏脉 | 内外证 | | 病理现象 |
|---|---|---|---|
| 肝脉<br>（弦脉） | 外证 | 善洁，面青，善怒 | 肝与胆合，清净之府，将军之官，肝色青 |
| | 内证 | 脐左有动气，按之牢若痛 | 左肝之部，其动气，按之坚牢而不移，或痛 |
| | 症状 | 四肢满，闭癃，溲便难，转筋 | 肝气恼郁，风淫末疾，厥阴脉，循阴器，肝主筋 |
| 心脉 | 外证 | 面赤，口干，喜笑 | 无意识形态的皮笑肉不笑 |
| | 内证 | 脐上有动气 | 按之牢若痛 |
| | 症状 | 烦心，心痛，掌中热而哕（同"哕"，干呕） | 掌中，手心主脉所过之处，盖真心不受邪，受邪者手心主，干呕，心病则火盛 |
| 脾脉 | 外证 | 面黄，善噫，善思，善味 | 寒气客于胃，厥逆从下上散，复出于胃，故为噫 |
| | 内证 | 当脐有动气 | 按之牢若痛 |
| | 症状 | 腹胀满，食不消，体重节痛，怠惰嗜卧，四肢不收 | 脾主四肢 |
| 肺脉 | 外证 | 面白，善嚏，悲愁不乐，欲哭 | 阳气和利，满于心，出于鼻 |
| | 内证 | 脐右有动气 | 按之牢若痛 |
| | 症状 | 喘咳，洒淅寒热 | 肺主皮毛 |
| 肾脉 | 外证 | 面黑，善恐，欠 | 肾气不足，恐；阴阳相引，欠 |
| | 内证 | 脐下有动气 | 按之牢若痛 |
| | 症状 | 逆气，少腹急痛，泄如下重，足胫寒而逆 | 泄而下重，少阴泄 |

**＋ 知识补充站**

头部有头上五行，共二十五个穴位。在后脑下、枕骨与第一颈骨间有风府穴，其上三寸有强间穴，强间穴下一点五寸是脑户穴，此共约三寸的部位，是正当脑干位置，为头上五行穴群中之主干穴区。经常在此穴区梳头、按摩，藉此刺激、保健脑干；同时，一并按摩至风府穴下零点五寸的哑门穴（在第一、二颈椎间），则活络枕骨下的静脉，进而促进头颅内动脉循环。

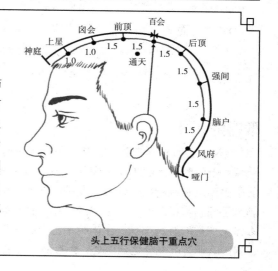

头上五行保健脑干重点穴

# 1-17 十七难：切脉知死生存亡

经言病或有死，或有不治自愈，或连年月不已，其死生存亡，可切脉而知之耶?

1. 闭目不欲见人，脉当得肝脉，强急而长，反得肺脉浮短而涩者，死。

2. 开目而渴，心下牢，脉当得紧实而数，反得沉濡而微者，死。

3. 若吐血，复鼽衄血，脉当沉细，反浮大而牢者，死。

4. 若谵言妄语，身当有热，脉当洪大，反手足厥逆，脉沉细而微者，死。

5. 若大腹而泄者，脉当微细而涩，反紧大而滑者，死。

《内经·脉要精微论》："五脏者，中之守也。中盛脏满，气胜伤恐者，声如从室中言，是中气之湿也。言而微，终日乃复言者，此夺气也。衣被不敛，言语善恶不避亲疏者，此神明之乱也。仓廪不藏者，是门户不要也。水泉不止者，是膀胱不藏也。得守者生，失守者死。"

《内经·大惑论》："五脏六腑精气，皆上注于目而为之精。精之窠为眼，骨之精为瞳子，筋之精为黑眼，血之精为络，其窠气之精为白眼，肌肉之精为约束，裹撷筋骨血气之精而与脉并为系，上属于脑，后出于项中，故邪中于项，……随眼系入脑而脑转，脑转引目系急则目眩以转。""精散则视歧，视歧见两物。目者营卫魂魄所常营，神气之所生，故神劳则魂魄散、志意乱；是故瞳子黑眼，法于阴，白眼赤脉，法于阳。阴阳合传而精明。目者心使也，心者神之舍也，故神精乱而不转，卒然见非常处，精神魂魄不相得，故曰惑。""善治此诸邪，先其脏腑，诛其小过，后调其气，盛者泻之，虚者补之，必先明知其形志之苦乐，定乃取之。"

五脏六腑的精气通于目，都统于心，所以目为心所使；心又为神（脑）所舍，如果心神乱则眼睛不转、不灵活，以致精神魂魄（身心灵）散不相得，是为惑，将难以明辨病证。

《内经·三部九候论》："瞳子高者，太阳不足；戴眼者，太阳已绝，此决死生之要，不可不察也。"

海绵窦是一对重要的硬脑膜窦，位于蝶窦和垂体两侧，前起自眶上裂内侧端，后至颞骨岩部尖端。左右海绵窦环绕垂体，窦内侧壁是一纤维层，有颈内动脉和脑神经通

**小博士解说**

眼球上直肌与下直肌，结构上与动眼神经、间脑、中脑牵系的角膜、虹膜、网膜、眼球结膜相关。上眼睑有上睑提肌（即眼皮），由动眼神经控制。眼外肌的上直肌、下直肌、内直肌、下斜肌由动眼神经所控，外直肌受控于外展神经，上斜肌受控于滑车神经。外展神经的路径很长，涵盖了间脑与中脑间的四条神经，如果神经链营养不足，眼睛比较木涩；神经链营养严重不足，多伴见严重的脏腑疾病。中国相书上以眼睛能灵活运转之龙眼、凤眼观人论事，是因为眼睛灵活运转则表明营养充分达到深处，外直肌、外展神经及脑部都能健康运行。

过。内皮与颈内动脉下外侧之间，有外展神经通过。其下壁，以薄骨片与蝶窦相隔。窦内有许多结缔组织小梁，将窦腔分隔成许多互相交通的小腔隙。当海绵窦栓塞时，或窦内的结构、功能出现障碍时，会出现眼球僵直、转动不灵活的现象。

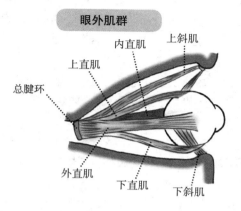

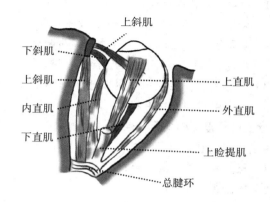

眼外肌群

内直肌　上斜肌　上直肌　上斜肌　下斜肌　上斜肌　内直肌　下直肌　上直肌　外直肌　上睑提肌　总腱环　总腱环　外直肌　下直肌　下斜肌

**切脉知生死及脉象之守**

| 病证 | 当得之脉 | 反脉必死 | 口诀 |
|---|---|---|---|
| 闭目不欲见人 | 强急而长（当得肝脉） | 浮短而涩（反得肺脉）——金克木 | 闭不见肝，强急长；浮涩而短，金克木 |
| 开目而渴，心下牢者 | 紧实而数 | 沉濡而微——病实脉虚 | 开渴心牢，紧实数；沉濡而微，脉反虚 |
| 吐血，复鼽衄血 | 沉细 | 浮大而牢——脱血脉实 | 吐血鼽衄，脉沉细；浮大而牢，脉反实 |
| 谵言妄语，身当有热 | 洪大 | 脉沉细而微，手足厥逆——阳病见阴脉 | 谵言妄语，热洪大；沉细而微，阳见阴 |
| 大腹而泄 | 微细而涩 | 紧大而滑——泄而脉大 | 大腹而泄，微细涩；紧大而滑，泄反大 |

**＋ 知识补充站**

　　海绵窦内有颈内动脉和部分脑神经通过，通过其外侧壁内层中的脑神经，由上而下有第三对脑神经——动眼神经（源自中脑，支配眼球外肌的内直肌、上直肌、下直肌、下斜肌及上睑提肌）、第四对脑神经——滑车神经（为最细的脑神经，支配上斜肌），以及第五对脑神经——三叉神经（视神经之外最大的一对脑神经，由脑桥侧面发出之后，分为眼支、上颌支、下颌支三支，支配脸、牙齿、口腔、鼻腔及舌前三分之二的感觉，并支配源自第一对咽弓的骨骼肌，如颞肌、嚼肌）、眼神经和上颌神经，都是与眼睛相关的脑神经。说明五脏六腑的精气，通过肝经脉与督脉会于巅，以及膀胱经脉从巅顶络脑，必通达于目。

## 1-18 十八难：三部九候与积聚瘤疾

1. 脉有三部，部有四经。手有太阴、阳明，足有太阳、少阴，为上下部，何谓也？
   - （1）手太阴、阳明金也，足少阴、太阳水也。金生水，水流下行而不能上，故在下部。
   - （2）足厥阴、少阳木也，生手太阳、少阴火，火炎上行而不能下，故为上部。
   - （3）手心主、少阳火，生足太阴、阳明土，土主中宫，故在中部。
   
   此皆五行子母更相生养者也。

2. 脉有三部九候，各何主之？
   - （1）三部者，寸、关、尺；
   - （2）九候者，浮、中、沉。
   - （3）上部法天，主胸以上至头之有疾；
   - （4）中部法人，主膈以下至脐之有疾；
   - （5）下部法地，主脐以下至足之有疾也。审而刺之者也。

3. 人病有沉滞久积聚，可切脉而知之耶？
   - （1）诊在右胁有积气，得肺脉结。
   - （2）脉结甚则积甚，结微则气微。

4. 诊不得肺脉，而右胁有积气者，何也？肺脉虽不见，右手脉当沉伏。

5. 其外瘤疾同法耶？将异也？
   - （1）结者，脉来去时一止，无常数，名曰结。
   - （2）伏者，脉行筋下。
   - （3）浮者，脉在肉上行。左右表里，法皆如此。
   - （4）假令脉结伏者，内无积聚，脉浮结者，外无瘤疾；有积聚脉不结伏，有瘤疾脉不浮结，为脉不应病，病不应脉，是为死病。

《内经·三部九候论》知病脉，诊积聚瘤疾："三部有下部、有中部、有上部；部各有三候，有天有地有人。上部天，两额之动脉，候头角之气；上部地，两颊之动脉，候口齿之气；上部人，耳前之动脉，候耳目之气。中部天手太阴，以候肺；中部地手阳明，以候胸中之气；中部人手少阴，以候心。下部天足厥阴，以候肝；下部地足少阴，以候肾；下部人足太阴，以候脾胃之气。神脏五，形脏四，合为九脏。五脏已败，色必夭，夭必死。"

"察九候独小者病，独大者病，独迟者病，独热者病，独寒者病，独疾者病，独陷下者病。"

"九候之相应，上下若一，不得相失，一候后则病；二候后则病甚；三候后则病危。所谓后者，应不俱也。……必先知经脉，然后知病脉，真脏脉见者胜死。足太阳气绝者，足不可屈伸，死必戴眼。"

"先度其形之肥瘦，以调其气之虚实，实则泻之，虚则补之。必先去其血脉而后调之，无问其病，以平为期。形盛脉细少气不足以息者危；形瘦脉大，胸中多气者死；形气相得者生；参伍不调者病；三部九候皆相失者死；上下左右之脉，相应如参舂者病甚；上下左右相失，不可数者死；中部之候虽独调，与众藏相失者死；中部之候相减者死；目内陷者死。"

"九候之脉皆沉细悬绝者为阴，主冬，故以夜半死；盛躁喘数者为阳，主夏，故以日中死；寒热病者，以平旦死；热中及热病者，以日中死；病风者，以日夕死；病水者，以夜半死。其脉乍疏乍数、乍迟乍疾者，日乘四季死。形肉已脱，九候虽调犹死。七诊虽见，九候皆从者不死。所言不死者，风气之病及经月之病，似七诊之病而非也，故言不死。若有七诊之病，其脉候亦败者死矣，必发哕噫。必审问其所始病，与今之所方病，而后各切循其脉，视其经络浮沉，以上下逆从循之。其脉疾（缓和有力）者不病，其脉迟（慢而无力）者病，脉不往来者死，皮肤著者死。"

**从脉象或症状评估病之安危**

| 症状 | 病状评估 | 调病治则 |
|---|---|---|
| 形盛脉细，少气不足以息 | 危 | 《内经·三部九候论》先度其形之肥瘦，以调其气之虚实，实则泻之，虚则补之。必先去其血脉而后调之，无问其病，以平为期 |
| 形瘦脉大，胸中多气 | 死 | |
| 形气相得 | 生 | |
| 参伍不调 | 病 | |
| 三部九候皆相失 | 死 | |
| 上下左右之脉，相应如参舂 | 病甚 | |
| 上下左右相失，不可数 | 死 | |
| 中部之候虽独调，与众藏相失 | 死 | |
| 中部之候相减 | 死 | |
| 目内陷 | 死 | |

**从脉象或症状评估诸病之死期**

| 脉象或症状 | 诸病之死期 | 调病治则 |
|---|---|---|
| 九候之脉皆沉细悬绝者为阴，主冬 | 以夜半死 | 《内经·三部九候论》必审问其所始病，与今之所方病，而后各切循其脉，视其经络浮沉，以上下逆从循之 |
| 盛躁喘数者为阳，主夏 | 以日中死 | |
| 寒热病者 | 以平旦死 | |
| 热中及热病者 | 以日中死 | |
| 病风者 | 以日夕死 | |
| 病水者 | 以夜半死 | |
| 形肉已脱 | 九候虽调犹死 | |
| 其脉乍疏乍数、乍迟乍疾 | 日乘四季死 | |
| 风气之病及经月之病 | 似七诊之病而非也，故言不死 | |
| | 其脉候亦败者死矣，必发哕噫 | |
| 脉疾者（缓和有力） | 不病 | |
| 脉迟者（慢而无力） | 病 | |
| 脉不往来者 | 死 | |
| 皮肤著者（骨已干枯） | 死 | |

**✚ 知识补充站**

《内经·三部九候论》："以左手，足上去踝五寸按之，庶右手，足当踝而弹之。其应过五寸以上，蠕蠕然者不病；其应疾中手浑浑然者病；中手徐徐然者病。其应上不能至五寸，弹之不应者死。脱肉身不去者死；中部乍疏乍数者死；脉代而钩者病在络脉。"足外踝上五寸光明穴，或手腕上五寸支正穴，察其脉动情形，诊察肝、脾、肾、心、肺。

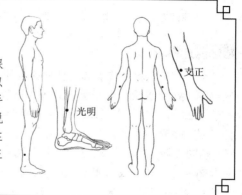

# 1-19 十九难：男脉与女脉

脉有逆顺，男女有常，而反者。

1.男子生于寅，寅为木，阳也。

2.女子生于申，申为金，阴也。

3.男脉在关上，女脉在关下。

（1）男子尺脉恒弱，女子尺脉恒盛，是其常。

（2）反者，男得女脉，女得男脉，其为病。

4.男得女脉为不足，病在内；左得之病在左，右得之病在右：随脉言之也。

5.女得男脉为太过，病在四肢；左得之病在左，右得之病在右：随脉言之也。

《内经·热病》："男子如蛊（气胀之病），女子如怚（血郁之病，月经之阻），身体腰脊如解，不欲饮食，先取涌泉见血，视跗上盛者，尽见血也。"男子气胀与女子血郁，肢体障碍严重时，刺脚底涌泉见血，再取脚背上的血络（青筋），尽针砭见血，大小隐静脉回流立即顺畅，腹腔脏器问题随之改善。

《内经·五色》："男子色在于面王，为小腹痛，下为卵痛，其圜直为茎痛，高为本，下为首，狐疝癀阴之属。女子在于面王，为膀胱子处之病，散为痛，搏为聚，方圆左右，各如其色形，其随而下，至胝为淫，有润如膏状，为暴食不洁。左为左，右为右，其色有邪，聚散而不端，面色所指者也。色者，青黑赤白黄。"望诊鼻头、鼻翼及鼻柱等，可诊察男人小腹、睾丸与外生殖器的功能状况；可诊察女人膀胱、子宫与卵巢的功能状况。

《内经·玉版论要》："容色见上下左右，各在其要。其色见浅者，汤液主治，十日已。其见深者，必齐主治，二十一日已。其见大深者，醪酒主治，百日已。色夭面脱，不治，百日尽已。脉短气绝死，病温虚甚死。色见上下左右，各在其要。上为逆，下为从。女子右为逆，左为从；男子左为逆，右为从。易，重阳死，重阴死。阴阳反他，治在权衡相夺，奇恒事也，揆度事也。"望诊脸色，上下左右有其要领，色见浅者，汤液十日已；色见大深者，醪酒百日已；色夭面脱不治，百日尽已。脸色不佳，男左女右都是难上加难。

《内经·大奇论》："胃脉沉鼓涩，胃外鼓大，心脉小坚急，皆鬲偏枯。男子发左，女子发右，不瘖，舌转，可治，三十日起，其从者瘖，三岁起，年不满二十者，三

## 小博士解说

《内经·五阅五使》其重要医论在于"脉出于气口，色见于明堂"，明堂（鼻子）颜色亮黯在望诊上至为重要。鼻子亮，大小便通畅；鼻子黯，即使没病，也会因为头部供氧不足，颜面颈外静脉回流不良，造成颈外动脉血液无法正常上达脑部，只到脸部与颈部，以致经常思维不清楚，讲话条理不清，时有失神现象。

颈内动脉上行到眼动脉后，分出视网膜中央动脉和睫状动脉供应眼球血液。视网膜静脉与动脉分布一致，进入海绵窦到脑部，经过枕部的枕静脉，再从后脑到颈内静脉回来，颈内静脉与颈外静脉合为颈静脉，流入上腔静脉再回心脏。因此，眼睛清澈者，动脉送达及静脉回流皆正常。

岁死。"胃脉沉鼓涩，与心脉小坚急，皆膈偏枯，多见于脑心血管疾病者，病多男左女右。舌咽言语吞咽正常者，可治；舌咽言语吞咽不正常者，难治。

**男脉与女脉的差异**

| 性别 | | 五行 | 脉象 | | 症状 |
|---|---|---|---|---|---|
| 男 | 阳 | 寅木 | 关上 | 尺脉恒弱 | 得女脉为不足，病在内 |
| 女 | 阴 | 申金 | 关下 | 尺脉恒盛 | 得男脉为太过，病在四肢 |

**肢体肿与痛的辨证**

| 症状 | 病因 | 辨证 | 病理 |
|---|---|---|---|
| 先肿后痛 | 组织液不通，致使神经系统出现问题→形伤气 | 一动就不痛，久不动又痛 | 静脉栓塞 |
| | | 动久则痛 | 动脉栓塞 |
| | | 动与不动都痛，或动不痛动久又痛；或不动就痛，动一动又不痛，再动又痛 | 静脉与动脉皆栓塞 |
| 先痛后肿 | 先神经系统出现问题，造成组织液不通→气伤形 | 先痛再肿，不动也痛 | 神经系统出了问题 |
| | | 不动有点痛，动了很痛 | 神经系统出现病症 |
| | | 不动很痛，多动较不痛 | 神经系统在改善中 |

**➕ 知识补充站**

《内经·五阅五使》："鼻者肺之官，目者肝之官，口唇者脾之官，舌者心之官，耳者肾之官。"临床上，怀孕7~8个月的孕妇，人中区域肤色黯浊，是鼻与口唇所对应的肺（呼吸）与脾（营养）有状况。人中、上唇、下唇、鼻唇沟（法令纹）、颏唇沟等，综合以观察呼吸（鼻孔）、大肠与胃的营养状况（两唇）。

《内经·五色》"女子在于面王，为膀胱子处之病，……各如其色形。"面王之下是人中，孕妇人中区肤色深黯，鼻子呼出的多有寒气，临床上大概率需安胎静养；多因肝、脾、肾三经循环不畅，其周边相关静脉回流不良，以致心脏乏力很难顾及胎儿，胎盘无法正常滋养胎儿，子宫可能出现异常收缩，有早产之虞。

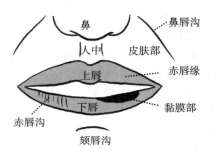

**面王望诊人中、上唇、下唇、鼻唇沟（法令纹）、颏唇沟**

调理方式，令孕妇端坐，臀部贴靠椅背，两脚并拢，脚跟抬起，大蹐趾着地，刺激太冲、太白、太溪及三阴交等穴区；持续一分钟后，脸色多可好转，脉象趋于正常，腹部僵硬抽搐感可明显减轻。

# 1-20 二十难：脉有伏匿（参考四难、五十九难）

脉有伏匿，伏匿于何藏而言伏匿耶？

1.谓阴阳更相乘，更相伏。

2.脉居阴部而反阳脉见者，为阳乘阴。

3.脉虽时沉涩而短，阳中伏阴。

4.脉居阳部而反阴脉见者，为阴乘阳。

5.脉虽时浮滑而长，阴中伏阳。

6.重阳者狂，重阴者癫。

7.脱阳者见鬼，脱阴者目盲。

三难："脉有阴阳相乘，外关内格阴乘之脉。内关外格阳乘之脉。"四难："寸口有六脉，谓浮沉（表里）长短（实虚）滑涩（顺逆）。浮、滑、长者阳，沉、短、涩者阴。一阴三阳脉来浮滑而长，时一沉。一阳三阴脉来沉涩而短，时一浮。"脉居阴部反阳脉见，为阳乘阴，即一阴三阳，脉来浮滑而长时一沉。脉居阳部反阴脉见，为阴乘阳，即一阳三阴，脉来沉涩而短时一浮。

《伤寒论》：脉浮者，病在表，可发汗，宜麻黄汤。脉浮而数者，可发汗，宜麻黄汤。病发热、头痛，脉反沉，若不差，身体疼痛，当温其里，宜四逆汤。论及麻黄汤的有8条文，四逆汤有13条文，21条条文聚焦于"脉浮"、"脉反沉"，脉浮在表宜麻黄汤，脉沉在里宜四逆汤，脉不浮不沉而平和，要养元气保安康。

《内经·脉要精微论》"衣被不敛，言语善恶，不避亲疏，神明之乱也"，是胃经

脉失守，营养方面出了问题，造成"骭厥"以致"善呻数欠，颜黑，病至则恶人与火，闻木声则惕然而惊，心欲动，独闭户塞牖而处，甚则欲上高而歌，弃衣而走"。

《内经·宣明五气》："五邪所乱，邪入于阳则狂。"

《内经·本神》："肺喜乐无极则伤魄，魄伤则狂，狂者意不存人。"

《内经·至真要大论》："诸躁狂越，皆属于火（心）。"

《内经·脉解》："阳尽在上，而阴气从下，下虚上实，故狂巅疾也。"

《内经·病能论》："治之，夺其食即已，……使之服以生铁落为饮。"

《内经·寒热病》："足太阳有通项入于脑者，正属目本，名曰眼系。头目苦痛，取之在项中两筋间。入脑乃别阴跷、阳跷，阴阳相交，阳入阴，阴出阳，交于目锐眦，阳气盛则瞋目，阴气盛则瞑目。"肾经脉失守，精神情志有碍，造成"骨厥"以致"饥不欲食，面如漆柴，咳唾则有血，喝喝而喘，坐而欲起，目如无所见，心如悬，若饥状。气不足则善恐，心惕惕如人将捕之，是为骨厥"。

《内经·癫狂》："筋癫疾者，身倦（拘）挛，（脉）急大，刺项大经之大杼脉（骨之所会）。脉癫疾者，暴仆（突然仆倒），四肢之脉皆胀而纵，脉满，尽刺之出血；（脉）不满，灸之挟项太阳（天柱），

**小博士解说**

重阴者癫，精神情志方面出问题；重阳者狂，身体营养方面出问题。脱阳者见鬼，脱阴者目盲，胃经脉"骭厥"可能出现惊恐闪烁不定的眼神，是无法凝神的。肾经脉"骨厥"会出现目无所见，眼睛是空洞无神的。

灸带脉于腰，相去三寸。"膀胱经脉主 "筋"所生病者（自主神经失调），"痔疟 狂癫疾"、"头囟项痛"；胃经脉主"血" 所生病者（脑血管病变），"狂疟温淫汗 出"、"衄衊，口㖞唇胗"。

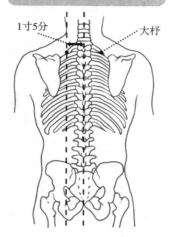

大杼穴是治筋脉癫疾要穴

1寸5分

大杼

**阴阳更相乘相伏**

| 症状 | 脉象 | | | 相乘 | 相伏 |
|------|------|------|------|------|------|
| 阳中伏阴 | 脉居阴部反阳脉见 | 阳乘阴 | 沉涩而短 | 犹乘车之乘，出于其上也 | 犹伏兵之伏，隐于其中 |
| 阴中伏阳 | 脉居阳部反阴脉见 | 阴乘阳 | 浮滑而长 | | |

**脱阳脱阴**

| | 脱阴 | 脱阳 |
|------|------|------|
| 症状 | 阴盛而极，阳之脱 | 阳盛而极，阴之脱 |
| | 目盲 | 见鬼 |
| | 鬼为幽阴之物，故见之 | 一水不能胜五火 |
| | 气不守 | 血不荣 |

**✛ 知识补充站**

严重疯狂是癫狂，是精神失常，因七情内伤、饮食失节、禀赋不足，以致痰气郁结、脏气不平、阴阳失调、闭塞心窍、神机逆乱。病位在心与肝、胆、脾、胃。癫病以精神抑郁、表情淡漠、沉默痴呆、语无伦次、静而多喜为特征，治以理气解郁，畅达气机；狂病为精神亢奋、狂躁不安、喧扰不宁、骂詈毁物、动而多怒，宜降火豁痰以治其标。移情易性是防病治病之需，也是防止病情反复发作或发生意外的措施。二者在临床症状上很难截然分辨，又相互转化，故以癫狂并称。

# 1-21 二十一难：形病与脉病（参考十四难）

1.形病、脉不病，曰生。

2.脉病、形不病，曰死。

3.人形病脉不病，非有不病者也，谓息数不应脉数也。

（一）气血先后病

1.邪入于气，气属阳应于表，形先病而息先乱，脉随后应之，非脉能不病。形先病而息数不应脉数，病在表与腑者生，多会痊愈。

2.邪入于血，血属阴隐于里，形后病而息后乱，脉已病，非形能不病。脉先病而脉数不应息数，病在里与脏者死，多预后不良。

（二）五脏受病

1.肺主气，心主脉，心肺主息脉通天气，邪不可中，邪中则息脉不相应，形虽不病，当知死，多预后不良。

2.脾主肌肉，肝主筋，肾主骨；肾、肝、脾皆主其形，皆通地气，邪中则害其形，脉不病，当知生，多会痊愈。

（三）脉迟数之病

1.形病者，五脏损形体羸瘦，气微，脉反迟（缓），脉与息不相应，当知生，病多会痊愈。

2.脉病者，脉数至（躁）已病，人虽未头痛寒热，方病不久，病多会痊愈。

（四）形志之病

1.人形病脉不病，形苦志乐，劳形于事，肌体瘦羸。脉息俱常，呼吸大小虽合常经，息数必违此法，病多会痊愈。

2.脉病形不病者，其人必外多眷慕，内结想思，脉病形安，形乐志苦以致伤，脉息反常，过犹不及，乍迟乍数，病多预后不良。

诊脉之纲领：

1.寸口三部分脏腑，有力无力分虚实。

2.脉动分浮、沉、迟、数。浮沉分表里，迟数分寒热。浮为表，数即有热，有力为实热，无力为虚热，浮数无力为表有虚热，多见于一时过劳，充分休息即可恢复。

《内经·邪气脏腑病形》病之六变者，五脏所生变化之病形，有急缓、大小、滑涩，刺之六脉（脉形之势急缓，脉形之体大小，脉形之质滑涩）：

1.急（脉形之势，非数脉）者多寒；刺急者，深内久留之。

2.缓（脉形之势，非迟脉）多热；刺缓者，浅内疾发针，以去其热。

3.大者多气少血；刺大者，微泻其气，无出其血。

4.小者血气皆少，阴阳形气俱不足，勿取以针，调以甘药。

5.滑者阳气盛，微有热；刺滑者，疾发（进）针而浅内之，泻其阳气而去其热。

6.涩者多血少气，微有寒；刺涩者，必中其脉，随其逆顺而久留之，必先按而循之，

**小博士解说**

太冲穴与太白穴最保安康，肝经脉的太冲穴，在大踇趾与第二趾之间，与脾经脉的太白穴，两穴分别位于第一跖骨内侧与外侧。第一跖骨记录着个人过去千变万化的成长、病变历程；在现代医技X线等的检视下，一览无遗。无论站立、行走、坐卧，只要屈曲脚趾，尤其是大踇趾用力，促动踇长屈肌与踇短屈肌，就会刺激太冲穴与太白穴，促进肝、脾经脉循环，大益身心。

已发（出）针，疾按其痏，无令其血出，　　　以和其脉。

**形病与脉病之医理比较**

| 形病脉病 | 《难经》 | 仲景 | 现代医学 |
|---|---|---|---|
| 人病脉不病 | 生，非有不病者也，谓息数不应脉数也 | 内虚，以无谷气，虽神困无苦 | 形体憔悴，精神昏愦，食不美，脉得四时之从，无过与不及之偏 |
| 脉病人不病 | 死 | 行尸，以无王气，卒眩仆不识人，短命则死 | 形体安和，脉息乍大乍小，或至或损，弦紧浮滑，沉涩不一，脉息与形不相应 |

**阴阳表里寒热虚实不同病证之主要脉状**

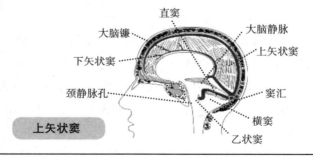

| 表里 | 浮脉 皮肤 近 | 正常 | 沉脉 远 末梢血管 |
|---|---|---|---|
| 血管断面 | 末梢血管扩张 | 正常 | 末梢血管收缩 |
| 气的固摄作用 | 小 | 正常 | 大 |

| 虚实 | 实脉 心脏 | 正常 | 虚脉 |
|---|---|---|---|
| 心搏出力 | 强 | 正常 | 弱 |
| 最高血压 | 高 | 正常 | 低 |
| 气的推动作用 | 大 | 正常 | 小 |

| 寒热 | 数脉 | 正常 | 迟脉 |
|---|---|---|---|
| 脉搏数 | 多 | 正常 | 少 |
| 血流速度 | 速 | 正常 | 迟 |
| 气的推动作用 | 大 | 正常 | 小 |

| 肝脉 | 弦脉 | 紧脉 |
|---|---|---|
| 肝的疏泄作用 | 失调→肝气郁血 | 失调→严重的肝气郁血 |
| 血流速度 | 迟 | 更迟 |
| 气的推动作用 | 小 | 更小 |

直窦　大脑镰　大脑静脉　上矢状窦
下矢状窦　颈静脉孔　窦汇　横窦　乙状窦

**上矢状窦**

**＋知识补充站**

　　《伤寒论》中："大烦，目重，睑内际黄"；"面黄而喘，头痛鼻塞而黄"，都是头颅部静脉回流心脏不畅。上矢状窦交流额、鼻及头皮（涵盖胆经、胃经、膀胱经的路径），乙状窦分别交流耳后静脉（胆经脉、三焦经脉）和枕下静脉（膀胱经脉）。硬脑膜窦的横窦收纳（集）上矢状窦与乳突髁导静脉，发汗（出汗、流汗）是导静脉与板障静脉循流顺畅；无汗则是循流不顺畅，后上区的硬膜静脉窦也会随之出现问题。

# 1-22  二十二难：是动与所生病

一脉为二病。

1. 经言是动者，气也；所生病者，血也。
2. 邪在气，气为是动；邪在血，血为所生病。
3. 气主呴之，血主濡之。
4. 气留而不行者，为气先病，血壅而不濡者，为血后病。故先为是动，后所生病。

《内经·邪客》："五谷入于胃，其糟粕津液宗气，分为三隧，故宗气（肺静脉）积于胸中，出于喉咙，以贯心脉，而行呼吸焉。营气者（主动脉），泌其津液，注之于脉，化以为血，以荣四末，内注五脏六腑，以应刻数焉。卫气者（上、下腔静脉），出于悍气之慓疾，而先行于四末分肉皮肤之间，不休者，昼日行于阳，夜行于阴，常从足少阴之分间，行于五脏六腑。厥气客于五脏六腑，则卫气独卫其外，行于阳，不得入于阴；行于阳则阳气盛，阳气盛则阳跷陷，不得入于阴，阴虚，故目不瞑。"

肝经脉所生病"胸满呕逆飧泄，狐疝遗溺闭癃"；其他十一条经脉的所生病多久病或大病，攸关四肢的周围神经及静脉血管。是动病多初病或小病，与中枢神经和动脉血管相关。"是动者之气病"多属动脉血管疾病，"所生病者之血病"多属静脉血管疾病。再者，是动病与所生病，亦和自主神经系统息息相关，尤其与副交感神经系统的第十对脑神经迷走神经密不可分。

胸椎骨12根肋骨，第1～7肋连着胸骨，为真肋；第8～10肋没连着胸骨，而连着第七肋，为假肋；第11、12肋为浮肋；腰椎与胸椎完全不相连。生活习惯失序，会影响新陈代谢；体内堆积的脂肪愈多，内脏的危险性越大，保持良好的生活习惯，及持恒规律的运动非常重要。身体状况好，胸胁三门穴（期门穴、章门穴、京门穴）与肩胸和腰胁活动自在灵活，反之则窒碍不顺；肝经脉所生病，必见胸胁三门穴按压疼痛，尤其是期门穴。

按压小腹气海穴、石门穴、关元穴、中极穴，比较其疼痛反应，轻微者"是动病"，按压疼痛的是"所生病"。生理结构上，男性膀胱在肠道前方，女性膀胱在子宫与肠道前方。任脉者，起于中极之下，循腹里，上关元，至喉咽。气海穴、石门穴感应三焦经脉与生殖器官，关元穴感应小肠经脉，中极穴感应膀胱经脉，此四穴区属于生殖泌尿系统。男人阴下湿日久，前列腺问题

**小博士解说**

《金匮要略》有两个重要条文论及"关元"：一是"太阴当养不养，此心气实"，二是"因虚、积冷、结气、或结热中"。

1. "妇人伤胎，怀身腹满，不得小便，从腰以下重，如有水气状。怀身七月，太阴当养不养，此心气实，当'刺泻劳宫及关元'，小便微利则愈。"

2. "妇人之病，因虚、积冷、结气，为诸经水断绝；至有历年，血寒积结胞门。寒伤经络，凝坚在上，呕吐涎唾，久成肺痈，形体损分；在中盘结，绕脐寒疝，或两胁疼痛，与脏相连；或结热中，'痛在关元'，脉数无疮，肌若鱼鳞，时着男子，非止女身。"

多；女人阴下湿日久，子宫、阴道、卵巢问　题多，下肢结构或功能易出问题。

**《内经·经脉》十二经脉之是动病与所生病比较**

| 十二经脉 | 是动病 | 所生病 |
|---|---|---|
| 手太阴肺经 | 肺胀满，膨膨而喘咳，缺盆中痛，甚则交两手而瞀，为"臂厥" | 咳上气，喘渴，烦心，胸满，臑臂内前廉痛厥，掌中热 |
| 手阳明大肠经 | 齿痛，颈肿 | "津液"所生病，目黄，口干，鼽衄，喉痹，肩前臑痛，大指次指痛不用。气有余当脉所过者热肿；虚则寒栗不复 |
| 足阳明胃经 | 洒洒振寒，善呻数欠，颜黑，恶人与火，心欲动，独闭户塞牖而处，甚则欲上高而歌，弃衣而走。贲响腹胀，为"骭厥" | "血"所生病，狂疟，汗出，鼽衄，口㖞唇胗，颈肿，喉痹。大腹水肿，膝膑肿痛，循膺乳、气街、股、足跗上皆痛，中趾不用 |
| 足太阴脾经 | 舌本强，食则呕，胃脘痛，腹胀，善噫，得后与气，则快然如衰，身体皆重 | 脾所生病，舌本痛，体不能动摇，食不下。烦心，心下急痛。溏瘕泄，水闭，黄疸，不能卧，强立，股膝内肿厥，足大趾不用 |
| 手少阴心经 | 咽干，心痛，渴而欲饮，为"臂厥" | 心所生病，目黄，胁痛，臑掌中热痛 |
| 手太阳小肠经 | 嗌痛，颔肿，不可以顾，肩似拔，臑似折 | "液"所生病，耳聋，目黄，颊肿，颈、颔、肩、臑、肘、臂外后廉皆痛 |
| 足太阳膀胱经 | 冲头痛，目似脱，项如拔，脊痛，腰似折，髀不可以曲，腘如结，踹如裂，为"踝厥" | "筋"所生病，痔，疟，狂癫疾。头项痛，项背、腰尻、腘腨、脚皆痛，小趾不用 |
| 足少阴肾经 | 饥不欲食，面黑如柴漆，咳唾则有血，喝喝而喘，坐而欲起，目如无所见。心如悬，心惕惕如人将捕之，为"骨厥" | 肾所生病，口热，舌干，咽肿，上气，嗌干及痛，烦心，心痛。黄疸，肠澼。脊股内后廉痛，痿厥，嗜卧，足下热而痛 |
| 手厥阴心包经 | 手心热，臂肘挛急，腋肿。甚则胸胁支满，心中憺憺大动。面赤目黄，喜笑不休 | "脉"所生病，烦心，心痛，掌中热 |
| 手少阳三焦经 | 耳聋，浑浑焞焞，嗌肿，喉痹 | "气"所生病，汗出，目锐眦痛，颊肿，耳前、肩、臑、肘、臂外皆痛，小指次指不用 |
| 足少阳胆经 | 口苦，善太息，心胁痛，不能转侧。甚则面微有尘，体无膏泽。足外反热，是为"阳厥" | "骨"所生病，头痛颔痛，目锐眦痛，缺盆中肿痛，胁下痛，汗出，振寒疟。胸、胁肋、髀、外踝前及诸节皆痛，小趾次趾不用 |
| 足厥阴肝经 | 腰痛不可以俯仰，丈夫㿉疝，妇人少腹肿，甚则嗌干，面尘，脱色 | 肝所生病，胸满，呕逆，飧泄，狐疝，遗溺，闭癃 |

**✛ 知识补充站**

　　"津液"所生病目黄——大肠；"血"所生病狂疟——胃；"液"所生病耳聋——小肠；"筋"所生病狂癫——膀胱；"脉"所生病心痛——心包；"气"所生病目锐眦痛——三焦；"骨"所生病头痛——胆。"津液"与"液"之于八会之"气"、"血"、"脉"、"筋"、"骨"、"髓"、"脏"、"腑"，临床上触压按诊所会之穴，比较其酸痛反应。

# 第二章

# 经络：二十三至二十九难

2-1　二十三难：十二经脉长短度数及流注

2-2　二十四难：手足三阴三阳气绝之候

2-3　二十五难：十二经脉之数

2-4　二十六难：十五络脉之数

2-5　二十七难：奇经八脉

2-6　二十八难：奇经八脉何起何继

2-7　二十九难：奇经八脉之为病

## 2-1 二十三难：十二经脉长短度数及流注

1.手足三阴三阳，脉之度数。

（1）手三阳之脉，从手至头，长五尺，五六合三丈。

（2）手三阴之脉，从手至胸中，长三尺五寸，三六一丈八尺，五六三尺，合二丈一尺。

（3）足三阳之脉，从足至头，长八尺，六八四丈八尺。

（4）足三阴之脉，从足至胸，长六尺五寸，六六三丈六尺，五六三尺，合三丈九尺。

（5）两足跷脉，从足至目，长七尺五寸，二七一丈四尺，二五一尺，合一丈五尺。

（6）督脉、任脉，各长四尺五寸，二四八尺，二五一尺，合九尺。凡脉长一十六丈二尺。

2.经脉十二，络脉十五。经脉行血气，通阴阳，荣于身，始从中焦，注手太阴、阳明；阳明注足阳明、太阴；太阴注手少阴、太阳；太阳注足太阳、少阴；少阴注手心主、少阳；少阳注足少阳、厥阴；厥阴复还注手太阴。

3.别络十五，皆因其原，如环无端，转相灌溉，朝于寸口、人迎，以处百病，而决死生。

4.明知终始，阴阳定矣。终始者脉之纪。

（1）寸口、人迎，阴阳之气通于朝使，如环无端，曰始。

（2）终者，三阴三阳之脉绝，绝则死。死各有形，曰终。

《内经·四时气》："睹其（面）色，察其以（行为），知其散复者（变化），视其目色（生机），以知病之存亡也。一其形（面色与行为），听其动静（变化与生机），持气口人迎，以视其脉，坚且盛且滑者病日进，脉软者病将下。诸经实者病三日已。气口候阴，人迎候阳也。"

《内经·脉度》："都合一十六丈二尺，此气之大经隧。经脉为里，支而横者为络，络之别者为孙，盛而血者疾诛之，盛者泻之，虚者饮药以补之。"十二经脉的关键是"起始于"，如肌肉不知起始与终止，无法观看其用力方式，了解经脉亦如肌肉。

营养调理以胃经脉为主，胃经脉"起于鼻之交頞中，旁纳太阳之脉，下循鼻外，入上齿中，还出挟口环唇下，交承浆，却循颐后下廉，出大迎，循颊车，上耳前，过客主人，循发际至额颅；其支者，从大迎前下人迎，循喉咙入缺盆。"胃经脉循行从头面回心脏，含括诸多相关的生理作用，消化不良则颜面无华，严重时鼻唇色灰黑，下唇红肿或干裂，连下巴都紫黑干涩。望诊

**小博士 解说**

十二经脉起始于肺，终止于肝；"起始"有原动力的含意。肺、心、心包三经脉起始于躯干，肺经脉起始于中焦，心经脉起始于心中，心包经脉起始于胸中；换言之，手三阴从中焦、心中、胸中起始，这是动态（攻势）群经脉。

肝、脾、肾三经脉起始于足部，肝经脉起始于大趾丛毛之际，脾经脉起始于大趾之端，肾经脉起始于足小趾之下，肝经脉、脾经脉和肾经脉，是静态（守势）群经脉。

下唇与下巴，可了解一个人的生活质量。

体内废物处理以大肠经脉为主，大肠经脉从缺盆循颈、上颊车、入下齿、交人中、上挟鼻孔，上行头面供应五官生理作用所需。排泄顺畅，则鼻唇干净明亮；排泄不畅，上唇与人中部位之肤质、色泽不佳。望诊上唇与人中，是掌握健康指数的第一目标。

**经脉流注**

| 手三阳 | 从手至头 |
|---|---|
| 手三阴 | 从手至胸中 |
| 足三阳 | 从足至头 |
| 足三阴 | 从足至胸 |
| 两足蹻脉 | 从足至目 |

**人迎、气口**

| 人迎 | 足阳明胃经 | 受谷气而养五脏 |
|---|---|---|
| 气口 | 手太阴肺经 | 朝百脉而平权衡 |

寸口的太渊穴与呼吸状况相关

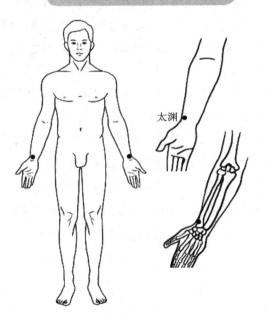

太渊

颈部的人迎穴与营养状况相关

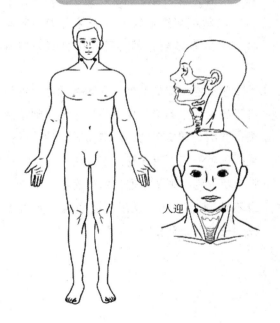

人迎

**✚ 知识补充站**

人类的血管分动脉、静脉和毛细血管三种，将人体的所有血管连接成一个整体，成人血管总长度约为九万六千五百公里。地球一周是四万公里，人体血管长度足够环绕地球两周。因为人体有几万亿个细胞，每个细胞都必须得到血液供应与滋养，始能维护生命。

## 2-2 二十四难：手足三阴三阳气绝之候

手足三阴三阳气已绝，何以为候?

1. 足少阴气绝，即骨枯。少阴者冬脉，伏行而温于骨髓。骨髓不温，即肉不着骨；骨肉不相亲，即肉濡而却；肉濡而却，齿长而枯，发无润泽，骨先死。戊日笃，己日死。

2. 足太阴气绝，则脉不荣口唇。口唇者肌肉之本。脉不荣则肌肉不滑泽；肌肉不滑泽则肉满；肉满则唇反，唇反则肉先死。甲日笃，乙日死。

3. 足厥阴气绝，筋缩引卵与舌卷。厥阴者，肝脉。肝者，筋之合。筋者，聚于阴器而络于舌本。脉不荣则筋缩急；筋缩急即引卵与舌；故舌卷卵缩，筋先死。庚日笃，辛日死。

4. 手太阴气绝，即皮毛焦。太阴者肺也，行气温于皮毛。气弗荣则皮毛焦；皮毛焦则津液去，津液去即皮节伤；皮节伤则皮枯毛折；毛折则毛先死。丙日笃，丁日死。

5. 手少阴气绝，则脉不通；脉不通则血不流；血不流则色泽去，故面色黑如黧，此血先死。壬日笃，癸日死。

6. 三阴气俱绝，则目眩转、目瞑；目瞑者失志；失志者则志先死，死即目瞑。

7. 六阳气俱绝，则阴与阳相离，阴阳相离则腠理泄，绝汗乃出，大如贯珠，转出不流，即气先死。且占夕死，夕占旦死。

有关手足三阴三阳气绝之论，源于《内经·经脉》。临床上，可参合运用的，包括《内经·终始》所论："少气者，可将以甘药，不可饮以至剂。""平人者不病，少气者，脉口人迎俱少而不称尺寸，则阴阳俱不足，补阳则阴竭，泻阴则阳脱。如是者，可将以甘药，不可饮以至剂。""凡刺之道，气调而止，补阴泻阳，音气益彰，耳目聪明。""气至而有效者，补则益实，泻则虚，痛虽不随针，病必衰去。必先通十二经脉之所生病，而后可得传于终始。""从腰以上者，手太阴阳明皆主之；从腰以下者，足太阴阳明皆主之。病在上者下取之，病在下者高取之；病在头者取之足，病在足者取之腘。……治病者先刺其病所从生者也。"

**小博士解说**

手阳明大肠经脉起始于商阳穴，循二间穴与三间穴而上，此三穴区间色泽与活动状况不良，初期多见齿痛或颈肿，日久必见目黄、衄衂、口干、喉痹、肩及前臂痛或大拇指、次指（食指）不好使。气盛则当脉所过处或热或肿，气虚则畏寒怕冷。从小处着手以顺畅大肠经脉，则安泰愉快。食指伸肌从尺骨后表面到食指的远侧指骨底，协调食指部分的指长伸肌与指长屈肌、伸屈食指部分的指节与食指动脉，直接反映大肠经脉的功能。压按二间穴与三间穴，及合谷穴与曲池穴，望诊色泽，并比较酸痛的感觉，可了解体质强弱及病情发展状况。

**《内经·经脉》手足三阴三阳气绝之候**

| 三阴三阳 | 气绝之候 | | 病证 |
|---|---|---|---|
| 足少阴气绝 | 骨枯 | 骨先死。戊日笃，己日死 | 骨髓不温，肉不着骨，骨肉不相亲，肉濡而却，齿长而枯，发无润泽 |
| 足太阴气绝 | 脉不荣其口唇 | 肉先死。甲日笃，乙日死 | 肌肉不滑泽，肉满，唇反 |
| 足厥阴气绝 | 筋缩引卵与舌卷 | 筋先死。庚日笃，辛日死 | 筋缩急，引卵与舌，舌卷卵缩 |
| 手太阴气绝 | 皮毛焦 | 皮毛。丙日笃，丁日死 | 皮毛焦，津液去，皮节伤，皮枯毛折 |
| 手少阴气绝 | 脉不通 | 血先死。壬日笃，癸日死 | 血不流，色泽去，面色黑如黧 |
| 三阴气俱绝 | 目眩转目瞑 | 失志者，志先死。死即目瞑 | 目瞑者为失志，阴脱者目盲，此又其甚者也。五脏阴气俱绝，则其志丧于内，故精气不注于目，不见人而死 |
| 六阳气俱绝 | 阴阳相离 | 气先死。旦占夕死，夕占旦死 | 腠理泄，绝汗乃出，大如贯珠，转出不流，阳绝故也。六腑阳气俱绝，则气败于外，故津液脱而死 |

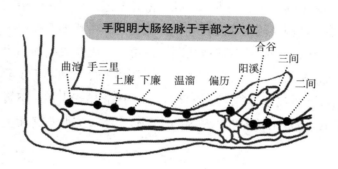

**手阳明大肠经脉于手部之穴位**

合谷　三间　二间　阳溪　偏历　温溜　下廉　上廉　手三里　曲池

**✛ 知识补充站**

　　手阳明大肠经脉的二间穴与三间穴区，望诊三关纹的浅表静脉，右手三关纹感应左天枢与降结肠，左手三关纹感应右天枢与升结肠。望诊食指远侧指骨底，即商阳穴区和指甲的色泽与质地，右商阳穴区感应左天枢与降结肠，右二间穴与三间穴的指节活动僵硬或灵活，反映排便是否顺畅；左商阳穴区感应右天枢与升结肠，左二间穴与三间穴的指节活动僵硬或灵活，反映吸收能力强弱。左、右二间穴与三间穴的指节肌肉结实与否，或肿胀、枯塌，比较两侧的强弱，可诊断其所属之排便或吸收能力。

# 2-3 二十五难：十二经脉之数

有十二经，五脏六腑十一耳，其一经者，何等经也？

1.一经者，手少阴与心主别脉也。

2.心主与三焦为表里，俱有名而无形，故言经有十二也。

《内经·经脉》：心手少阴经脉之病，是动则病"嗌干心痛"，渴而欲饮，是为臂厥。心所生病者，目黄，胁痛，臑臂内后廉痛厥，"掌中热痛"。手厥阴心包经脉之病，是动则病"手心中热"，臂肘挛急，腋肿，甚则胸胁支满，"心中憺憺大动"，面赤目黄，喜笑不休。是主"脉"所生病者，"烦心心痛"、"掌中热"。心手少阴经脉之病，主要是在心脏结构，攸关血及营气；心包手厥阴经脉之病，主要是心脏功能弱化，与气和卫气息息相关。

心手少阴经脉与心包手厥阴经脉的病症，轻重程度不一，前者比后者重，多为心脏结构问题，而后者多为心脏功能问题。通常心脏结构发生问题之前，心脏功能多先有状况，然而人们常因生活忙碌而忽略，失去治未病之先机。心手少阴经脉病之"心痛、胁痛"、"掌中热痛"、"嗌干、心痛"，心手厥阴心包络脉病之"手心中热"、"心中憺憺大动"、"烦心心痛"、"掌中热"都是警示信号；尤其心手少阴经脉之病，"痛证"相对较多而明显。《难经》言及：上焦主内而不出，中焦主腐熟水谷，下焦主分别清浊，主出而不内以传导；《金匮要略》："热在上焦者，因咳为肺痿；热在中焦者，则为坚；热在下焦者，则尿血，亦令淋秘不通。"三焦证治纲领："上焦如雾升而逐之，中焦如沤疏而逐之，下焦如渎决而逐之。"上焦主内而不出，心包手厥阴经脉（历络三焦）和心手少阴经脉起始于上焦；肺经脉起始于中焦，下行下焦络大肠，于生理运行上，三脉息息相关。

小博士 解说

有心脑血管宿疾的患者，按摩可以减轻痛证，从前臂内侧尺骨前端起始，终止于内侧第二至第五指骨远端的指深屈肌。指深屈肌负责弯曲腕部与第二至第五指骨，其中以第二、三指最有力，第三指为关键，是手厥阴心包经脉所出，所属之劳宫穴、大陵穴、内关穴与曲泽穴等，是按摩重点穴，痛感越强烈者说明症状越严重，按压除痛效率越高，尤能减缓心手少阴经脉病的痛证。

《内经·经脉》手三阴经脉的终止互动关系

| 互动部位 | 手太阴肺经（桡侧） | 手厥阴心包经（正中） | 手少阴心经（尺侧） |
|---|---|---|---|
| | 起于中焦，下络大肠，还循胃口，上膈属肺 | 起于胸中，出属心包络，下膈，历络三焦 | 起于心中，出属心系，下膈，络小肠 |
| | | 其支者，循胸中出胁，下腋三寸（天池） | 其支者，从心系，上挟咽，系目系 |
| | | | 其直者，复从心系，却上肺 |
| 腋 | 从肺系横出腋下 | 上抵腋下 | 下出腋下 |
| 臑 | 下循臑内，行少阴心主之前 | 循臑内，行太阴少阴之间 | 循臑内后廉，行太阴心主之后 |
| 肘 | 下肘中 | 入肘中 | 下肘内 |
| 臂 | 循臂内，上骨下廉 | 下臂，行两筋之间 | 下循臂内后廉，抵掌后锐骨之端 |
| | 入寸口，上鱼循鱼际，出大指之端 | 入掌中，循中指，出其端 | 入掌后内廉，循小指之内，出其端 |
| | 其支者，从腕后直出次指内廉，出其端 | 其支者，别掌中，循小指次指，出其端 | |

《难经》手少阴心主与三焦之关系

| 31难 | 三焦经脉，所始所终 |
|---|---|
| 36难 | 肾之有两，左曰肾，右曰命门，初不以左右肾分两手尺脉 |
| 38难 | 三焦者，原气之别使，主持诸气。复申言，其有名而无形 |
| 39难 | 命门者，精神之所舍，男子以藏精，女子以系胞，其气与肾通。又云：六腑者，正有五腑也，五脏各一腑，三焦亦是一腑 |
| 8、62、66难 | 肾间动气者，人之生命，十二经之根本也，其名曰原，三焦则元气之别使也 |

**✚ 知识补充站**

　　食指伸肌、指长伸肌与指长屈肌，牵连食指伸屈活动及食指动脉，反映大脑皮层与脑中脉管功能。《医宗金鉴·杂病心法》之"中风总括"论及："羌活愈风治外中，手足无力，语出难；肌肉微掣不仁，用大秦艽汤，调理诸风证可安。"强调大拇指或食指麻木不用是中风先兆。手桡动脉或桡静脉阻塞，会导致大指、食指麻木不用，拿筷子夹食物时而失控就是征兆。通过饮食调理和改善生活方式，有机会化险为夷。揉捏大拇指与食指，按压合谷穴与曲池穴，刺激大肠经脉循环，活化肠道自身免疫功能，可降低脑心血管栓塞概率。

## 2-4 二十六难：十五络脉之数

经有十二，络有十五，余三络者，是何等络也？

1.有阳络，有阴络，有脾之大络。

2.阳络者，阳跷之络也，阴络者，阴跷之络也。故络有十五焉。

《内经·经脉》："经脉十二者，伏行分肉之间，深而不见；其常见者，足太阴过于外踝之上，无所隐故也。诸脉之浮而常见者，皆络脉也。六经络，手阳明少阳之大络，起于五指间，上合肘中。……脉之卒然盛者，皆邪气居之，留于本末；不动则热，不坚则陷且空，不与众同，是以知其何脉之动也。……经脉（动脉）者，常不可见也，其虚实也，以气口知之，脉之见者皆络脉（静脉）也。""诸络脉皆不能经大节之间，必行绝道而出入，复合于皮中，其会皆见于外。……凡诊络脉，脉色青则寒且痛，赤则有热。胃中寒，手鱼之络多青矣；胃中有热，鱼际络赤。其暴黑者，留久痹也；其有赤有黑有青者，寒热气也；其青短者少气也。凡刺寒热者，皆多血络，必

间日（四十八小时）而一取之，血尽乃止；乃调其虚实；其青而短者少气，甚者泻之则闷，闷甚则仆不得言（晕针），闷则急坐之也。"

《内经·热病》五十九刺五十九穴，分布于头面部三十一穴，手脚二十八穴。五手指之间各一穴（手大络），两手共八穴：大拇指与食指间是合谷穴，食指、中指间宫门穴（手阳明大络），中指、无名指间空门穴（手少阳大络），无名指、小指间液门穴（手太阳大络）。宫门穴、空门穴和液门穴合称手三阳大络（手背三门）。此为六经络手阳明、手少阳、手太阳之大络，临床上诊治效率高。一般无名急痛证，针灸或按压之；或突发性肢节扭伤，立即按压，都有立竿见影的神奇效果。手背三门穴攸关人的身心灵，四十岁以后，不分男女，触摸三门区，都可以从有陷下或肿胀的穴区，据以诊断身体状况并施治，最具疗效。而青少年因血液循环好，适度休息就能复原，疗效就没那么明显。

### 小博士 解说

手背三门分宫门区、空门区、液门区：

1.宫门区：手二、三指掌骨背缝间，反映消化、排泄系统状况，心包络的劳宫穴在掌内。左手侧较陷宜补中益气汤，右侧较陷宜防风通圣散，左右皆陷宜半夏泻心汤。宫门陷，肠胃一定有问题，与脑部有关系，左右宫门区都陷多有脑神经衰弱。

2.空门区：手三、四指掌骨背缝间，反映生殖系统与情绪精神状况，此处没有经脉经过，无穴位，谓之空门。左侧较陷宜逍遥散，右侧较陷宜小柴胡汤，左右皆陷宜柴胡桂枝汤。空门区很陷，主要是缺乏蛋白质，导致精力不足。

3.液门区：手第四、五指掌骨背缝间，反映免疫、呼吸系统状况，此处有三焦液门穴。左侧较陷宜人参败毒散，右侧较陷宜肾气丸，左右皆陷宜真武汤。液门区很陷，多有免疫系统及汗尿排泄问题。

《内经·经脉》六阴经脉别穴及病候

| 十五别络 | 络穴 | 治疗定位 | 表里联系 | 病候 |
|---|---|---|---|---|
| 手太阴之别 | 列缺 | 去腕寸半 | 别走手阳明 | 实则手锐掌热，虚则欠（哈欠）咳，小便遗数 |
| 手少阴之别 | 通里 | 掌后一寸 | 别走手太阳 | 实则支膈，虚则不能言 |
| 手心主之别 | 内关 | 两筋间 | 别走手少阳 | 实则心痛，虚则为头强 |
| 足太阴之别 | 公孙 | 足大趾本节后一寸 | 别走足阳明 | 厥气上逆则霍乱，实则肠中切痛，虚则鼓胀 |
| 足少阴之别 | 大钟 | 踝后绕跟 | 别走足太阳 | 病气逆则烦闷，实则闭癃，虚则腰痛 |
| 足厥阴之别 | 蠡沟 | 内踝上五寸 | 别走足少阳 | 病气逆则睾肿卒疝，实则挺长，虚则暴痒 |
| 任脉之别 | 尾翳 | 鸠尾穴之上 | 散于腹 | 实则腹皮痛，虚则痒搔 |
| 督脉之别 | 长强 | 尾骨端 | 别走足太阳 | 实则脊强，虚则头重，高摇之挟脊之有过者 |
| 脾之大络 | 大包 | 渊腋下三寸 | 布胸胁 | 实则身尽痛，虚则百节尽皆纵 |

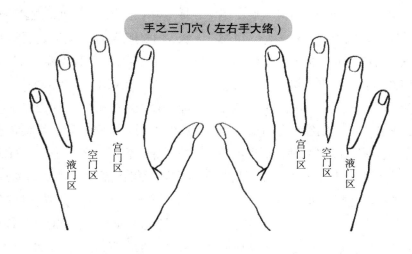

手之三门穴（左右手大络）

液门区　空门区　宫门区　宫门区　空门区　液门区

**＋ 知识补充站**

　　六个手三阳大络（手背三门）中，压触按诊可暂代腹部压诊，简洁迅速，准确率高，如"左手太阳大络最塌陷"，多为关元穴与中极穴滞碍，其他五大络不塌陷，为腹部湿气重，宜五苓散。若右手阳明大络也很塌陷，多并见左天枢穴滞碍，自身免疫能力弱，宜活人败毒散。若右手少阳大络也很塌陷，多并见右不容穴滞碍，肢体活动不舒畅，宜柴胡桂枝汤。

# 2-5 二十七难：奇经八脉

1.脉有奇经八脉者，不拘于十二经，何也？
有阳维，有阴维，有阳跷，有阴跷，有冲，有督，有任，有带之脉。凡此八脉者，皆不拘于经，故曰奇经八脉也。

经有十二，络有十五，凡二十七气，相随上下，何独不拘于经也？

2.圣人图设沟渠，通利水道，以备不然。天雨降下，沟渠溢满，当此之时，霶霈妄行，圣人不能复图也。此络脉满溢，诸经不能复拘也。

阳维、阴维、阳跷、阴跷、冲、督、任、带之脉，皆不拘于经，曰奇经八脉。临床上，阳维、阴维、阳跷与阴跷等脉，可视之为小隐静脉与大隐静脉。冲、督、任与带脉，则比拟为奇静脉、半奇静脉与副半奇静脉，皆经上腔静脉与下腔静脉，才回流心脏；结构上，名称有异，功能上相近似。因血脉充盛，十二经不足以容纳时，则溢出而为奇经，所以奇经是为十二经之别脉，此即"络脉满溢，诸经不能复拘也"。

胸胁三门分期门穴、章门穴、京门穴。

1.期门穴 乳头下第六肋与第七肋间，属肝经脉，是肝经脉募穴，揉按它治疗感冒日久不愈、胸胁积痛、呕酸善恶、食不下、腰痛、咽嗌干涩等。肝脏受胸廓与横膈覆盖保护，肝脏在腹部右侧第七至十一肋骨间的深处，左侧上部可达乳头部，右期门穴在肝脏上面，左期门穴则在肝脏部位。

2.章门穴 在第十一肋骨尖端，属肝经脉，却是脾经脉的募穴，揉按或舒展此穴区可治疗两胁积气、胸胁肋满疼痛、肠鸣、食不消化、烦热、呕吐、咳喘不得安卧等。临床上，京门穴与章门穴很容易混淆，顺着胸骨与肋骨交接凹陷处下缘，缓缓往腰背部走，碰触到腰胁处肋骨尖端，即第十一肋骨尖端，就是章门穴。京门穴则要从腰椎骨与第十二肋骨连接处，顺着第十二肋骨下缘，往胸腹部走，碰触到腰胁处的肋骨尖端，此为第十二肋骨尖端，就是京门穴。

3.京门穴 在第十二肋骨尖端，属胆经脉，却是肾经脉之募穴，揉按它可治疗肠鸣、小便不利、小腹急痛、寒热腹胀、肩背腰髀疼痛、腰膝软弱无力等。肾脏位于脊柱两侧，紧贴腹后壁，居腹膜后方。左肾脏上端平第十一肋下缘，下端平第二腰椎下缘。右肾比左肾低半个腰椎体。体检时，右肾下极可以在肋骨下缘扪及，左肾则不易摸到。肾门腹后壁，位于第十二肋下缘与竖脊肌外缘交角处，称肾角或背肋角，肾脏功能出问题时，肾角会有压痛或叩击痛。

**小博士解说**

下腔静脉或肝门静脉（或上腔静脉）发生问题或阻塞时，奇静脉成为侧支循环路径，负责将它们的血液运送到上腔静脉或下腔静脉。奇静脉连接上腔静脉与下腔静脉，腹腔的下腔静脉出问题，多因下肢或外生殖器官、肝脏、肾脏等血液循环不畅；肝门静脉发生问题，则是脾脏、胰脏、胃或肠道之血液循环不良，需通过奇静脉回流上腔静脉。在膀胱经脉背俞穴（肺俞、心俞、膈俞、肝俞、胆俞、脾俞、胃俞、肾俞）针、灸、导引按跷，可养护奇静脉系统。临床上，病入膏肓者，多是奇静脉无法正常运行的最终结果。

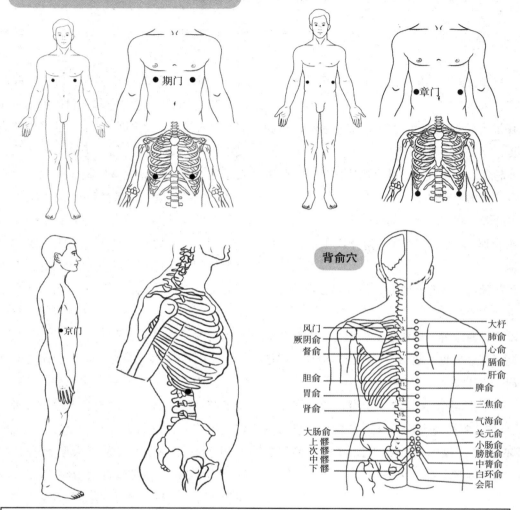

胸胁部期门、章门、京门三门穴位图

期门

章门

京门

背俞穴

风门
厥阴俞
督俞
胆俞
胃俞
肾俞
大肠俞
上　髎
次　髎
中　髎
下　髎

大杼
肺俞
心俞
膈俞
肝俞
脾俞
三焦俞
气海俞
关元俞
小肠俞
膀胱俞
中膂俞
白环俞
会阳

**✚ 知识补充站**

　　足部分布有浅静脉与深静脉，针灸足部穴位，可促进足部静脉与淋巴顺畅回流心脏，特别是砭（放血），有缓中补虚效果。砭浅层皮静脉，砭出郁滞的血液，使静脉血顺畅回流腹腔，以放血泻实，达实质补虚疗效。针则以深层静脉为主，启动穴区的脉管与神经之生理作用，依证或补或泻。

　　皮静脉分为小隐静脉与大隐静脉，深静脉分为胫后静脉、胫前静脉、腘静脉与股静脉。足部循环不良，以"疼痛"诊断之，越动越痛是动脉问题，动了反而不痛是静脉问题；动也痛，不动也痛，是动脉、静脉都有问题。单足肿胀、湿疹（香港脚），多见于同侧脚脉管循环不良；两足都有问题，多是肾脏或心脏，严重者甚至是肝脏功能有问题，多见于慢性生活习惯病患者。

## 2-6 二十八难：奇经八脉何起何继

奇经八脉者，既不拘于十二经，皆何起何继也？

1.督脉者，起于下极之俞，并于脊里，上至风府，入属于脑。

2.任脉者，起于中极之下，以上毛际，循腹里，上关元，至喉咽。

3.冲脉者，起于气冲，并足阳明之经，夹脐上行，至胸中而散也。

4.带脉者，起于季胁，回身一周。

5.阳跷脉者，起于跟中，循外踝上行，入风池。

6.阴跷脉者，亦起于跟中，循内踝上行，至咽喉，交贯冲脉。

7.阳维、阴维者，维络于身，溢蓄，不能环流灌溉诸经者也。故阳维起于诸阳会也，阴维起于诸阴交也。

比于圣人图设沟渠，沟渠满溢，流于深湖，故圣人不能拘通也。而人脉隆盛，入于八脉而不环周，故十二经亦不能拘之。其受邪气，畜则肿热，砭射之也。

《内经·骨空论》："任脉者，起于中极之下，以上毛际，循腹里，上关元，至咽喉，上颐循面入目。冲脉者，起于气街，并少阴之经，侠脐上行，至胸中而散。督脉者，起于少腹，以下骨中央，女子入系庭孔，其孔溺孔之端也。其络循阴器合篡间，绕篡后，别绕臀至少阴，与巨阳中络者合少阴，上股内后廉，贯脊属肾。与太阳起于目内眦，上额交巅，上入络脑，还出别下项，循肩髆内侠脊抵腰中，入循膂络肾。其男子循茎下至篡，与女子等。其少腹直上者，贯脐中央，上贯心入喉，上颐环唇，上系两目之下中央。"

《内经·脉度》："跷脉者，少阴之别，起于然骨之后（照海），上内踝之上，直上循阴股入阴，上循胸里入缺盆，上出人迎之前，入頄，属目内眦（睛明），合于太阳、阳跷而上行。……跷脉有阴阳，男子数其阳，女子数其阴。"

《内经·经别》："足太阳之正，别入于腘中，其一道下尻五寸，别入于肛，属于膀胱，散之肾，循膂当心入散。直者，从膂上出于项，复属于太阳，此为一经也。足少阴之正，至腘中，别走太阳而合，上至肾，当十四椎出属带脉；直者系舌本，复出于项，合于太阳，此为一合。"

《内经·热论》："巨阳者，诸阳之属也，其脉连于风府，故为诸阳主气也。人之伤于寒也，则为病热，热虽甚不死；其两感于寒而病者，故不免于死。……伤寒一日，

**小博士 解说**

《伤寒论》有二个条文论及"关元"，于临床上诊治至为重要：（1）"小腹满按之痛者，冷结在膀胱关元"；（2）"不知胃气冷，紧寒（相搏）在关元"。

《内经·骨空论》：灸寒热之法，先灸（1）"项大椎"，以年为壮数，……。（2）"脐下关元三寸"灸之。（3）"毛际动脉"灸之，……。（4）"足阳明跗上动脉"灸之。（5）"巅上"一灸之，……凡当灸二十九处，伤食灸之，不已者，必视其经之过于阳者，数刺其俞而药之。此五处，都不宜直接灸，宜间接灸。

巨阳受之，故头项痛，腰脊强。"

《内经·举痛论》："寒气客于冲脉，冲脉起于关元，随腹直上，寒气客则脉不通，脉不通则气因之，故喘动应手矣。""关元"之"喘动应手"即是按压诊治的手感反应。

**奇经八脉之起止**

| 奇经八脉 | 奇经八脉之起始及终止 |
|---|---|
| 督脉 | 起于下极之俞，并于脊里，上至风府，入属于脑 |
| 任脉 | 起于中极之下，以上毛际，循腹里，上关元，至喉咽 |
| 冲脉 | 起于气冲，并足阳明之经，夹脐上行，至胸中而散 |
| 带脉 | 起于季胁，回身一周 |
| 阳跷脉 | 起于跟中，循外踝上行，入风池 |
| 阴跷脉 | 起于跟中，循内踝上行，至咽喉，交贯冲脉 |
| 阳维脉 阴维脉 | 维络于身，溢蓄，不能环流灌溉诸经，故阳维起于诸阳会，阴维起于诸阴交 |

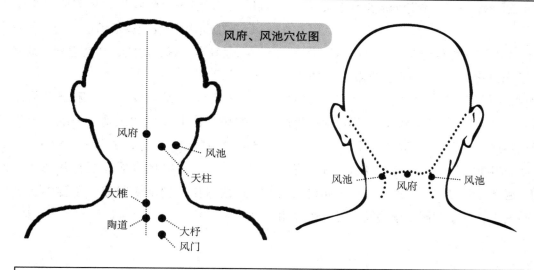

风府、风池穴位图

---

**✛ 知识补充站**

《伤寒论》"先刺风府、风池（督脉肝胆——消化附属器官）再与桂枝汤"。风府穴在枕骨与第一颈骨之间的正中间点，其表面肌肉结实与否，几乎与大脑、脑脊髓相感应，肿胀或软塌者，脑脊液循环不良，全身的血液循环也有障碍；严重者，多与长期缺乏充分适度的活动或运动有关，罹患心脑血管疾病风险大。

风池穴在风府穴旁开二至三寸，表面肌肉结实与否，与小脑、脑干相感应，肿胀或软塌者，脑干功能不良，呼吸循环有障碍；严重者，多与长期生活作息、饮食习惯不良有关。

## 2-7 二十九难：奇经八脉之为病

奇经之为病何如?

阳维维于阳，阴维维于阴，阴阳不能自相维，则怅然失志，溶溶不能自收持。

1. 阳维为病，苦寒热。
2. 阴维为病，苦心痛。
3. 阴跷为病，阳缓而阴急。
4. 阳跷为病，阴缓而阳急。
5. 冲之为病，逆气而里急。
6. 督之为病，脊强而厥。
7. 任之为病，其内苦结，男子为七疝，女子为瘕聚。
8. 带之为病，腹满，腰溶溶若坐水中状。

《内经·骨空论》："'任脉'为病，男子内结七疝，女子带下瘕聚。'冲脉'为病，逆气里急。'督脉'为病，脊强反折。……从少腹上冲心而痛，不得前后为冲疝；其女子不孕，癃痔遗溺嗌干。"

《内经·脉度》："'跷脉'者少阴之别，起于然骨之后（照海），……属目内眦（睛明），合于太阳、阳跷而上行，气并相还则为濡，目气不荣则目不合。"

《内经·寒热病》："足太阳有通项入于脑者，正属目本，名曰眼系，头目苦痛，取之在项中两筋间，入脑乃别'阴跷'、'阳跷'，阴阳相交，阳入阴，阴出阳，交于目锐眦，阳气盛则瞋目，阴气盛则瞑目。"

《内经·痿论》："阳明者，五脏六腑之海，主润宗筋，宗筋主束骨而利机关也。'冲脉'者，经脉之海也，主渗灌溪谷，与阳明合于宗筋，……会于气街，皆属于'带脉'，而络于'督脉'。故阳明虚则宗筋纵，带脉不引，故足痿不用也。治之各补其荥而通其俞，调其虚实，和其逆顺，则病已矣。"

《内经·刺腰痛》："阳维之脉，令人腰痛，痛上怫然肿；刺'阳维之脉'，脉与太阳合腨下间，去地一尺所（承山穴）。""腰痛侠脊而痛至头几几然，目䀮䀮欲僵仆，刺足太阳郄中（委中穴）出血。"

**小博士解说**

《少林铜人簿·点断诊》依据眼睛与十二经脉、十二时辰的关系来诊断内伤。虽然成书于文字教学不发达的时代，但流传至今，用于平日养护仍弥足珍贵。眼白出现血丝与斑块，黑色斑块反映目前状况，咖啡色是过往病症的烙印，淡红色是即将发生之预警。

眼睛发红有两种现象，一是充血，很快消退；二是出血，退得较慢。眼出现红丝之始，多为心经脉与肺经脉循环有碍之反应，宜人参败毒散。初期的眼白混浊与频繁眨眼，多与体液循环有关，于曲池穴和昆仑穴埋线，可以改善症状。

**肝、胆、脾、胃眼睛点断示意图**

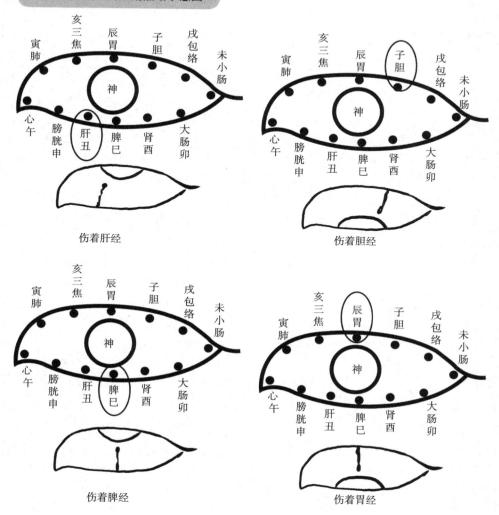

伤着肝经　　　　　　　　　伤着胆经

伤着脾经　　　　　　　　　伤着胃经

---

**➕ 知识补充站**

　　《少林铜人簿·点断诊》缓解慢性生活习惯病有良效，配合日夜阴阳来运用：

　　1.肝、胆（23：00—3：00）区域出现黑点，多胁下痛或肩颈僵硬，并见失眠、睡眠品质差，或忧惧、易怒。

　　2.脾、胃（7：00—1：00）区域出现黑点，多饮食方面问题，或过劳、或脾气情绪起伏大，经常胃痛；如果脾胃两对应点都出现黑点，注意胃溃疡问题。

　　五十岁以前血液循环活络，相对准确；五十岁以后因眼部老化，眼白部分较混浊，无法完整表达血液循环状况，准确率会降低。至于婴幼儿时期就出现状况者，都与父母生活作息信息不规律有关，或是先天体质虚弱所烙下的痕迹。

# 第三章

# 脏腑：三十至四十七难

3-1　三十难：荣卫相随

3-2　三十一难：三焦之部位与作用

3-3　三十二难：心肺独在鬲上

3-4　三十三难：肝肺色象浮沉之理

3-5　三十四难：五脏之声色臭味液与七神

3-6　三十五难：诸腑功能与五脏相配

3-7　三十六难：肾与命门

3-8　三十七难：五脏上关九窍与脏腑不和

3-9　三十八难：论腑何独有六

3-10　三十九难：论腑五脏六

3-11　四十难：鼻者肺候知香臭，耳者肾候能闻声

3-12　四十一难：肝独有两叶

3-13　四十二难：人肠胃长短，受水谷多少

3-14　四十三难：人不食饮，七日而死者

3-15　四十四难：七冲门

3-16　四十五难：八会者

3-17　四十六难：老人卧不寐少壮寐不寤

3-18　四十七难：人面独能耐寒

# 3-1 三十难：荣卫相随

**荣气之行，常与卫气相随不?**

1. 人受气于谷，谷入于胃，乃传与五脏六腑。

2. 五脏六腑皆受于气，其清者为荣，浊者为卫，荣行脉中，卫行脉外，营周不息，五十而复大会。阴阳相贯，如环之无端，故知荣卫相随也。

《内经·营卫生会》："卫气行于阴二十五度，行于阳二十五度，分为昼夜，故气至阳而起，至阴而止。日中而阳陇为重阳，夜半而阴陇为重阴，……各行二十五度，分为昼夜。夜半为阴陇，夜半后而为阴衰，平旦阴尽而阳受气矣。日中而阳陇，日西而阳衰，日入阳尽而阴受气矣。夜半而大会，万民皆卧，命曰合阴，平旦阴尽而阳受气，如是无已，与天地同纪。"

全身的动脉与静脉，靠自主神经的交感神经及副交感神经两大系统以维持平衡运行，荣气行脉内可视为动脉血管，由心脏的主动脉输出；卫气行脉外视为静脉血管，通过其他的助力，经上、下腔静脉回流心脏，先决条件是二者之生理现象与大自然日夜交迭现象要契合，自主神经不失调，交感神经日中而阳陇，日西而阳衰，副交感神经日入阳尽而阴受气。

《内经·卫气》："五脏者，所以藏精神魂魄者也。六腑者，所以受水谷而行化物者也。其气内于五脏，而外络肢节。其浮气之不循经者，为卫气。其精气之行于经者，为荣气。"清晨为春是肝，中午为夏是心，肝脏由肝门静脉与胸管输送营养到心脏；傍晚为秋是肺，心脏与肺脏通过肺动脉与肺静脉进行气体交换；半夜为冬是肾，肺脏与肾脏的体液运行，是以肾脏过滤全身体液为基础。一日之计在于晨（春）——养肝，中午烈日炎炎——养心，傍晚夕阳最美——养肺，半夜最好眠——养肾。

经脉、脏腑之出入秉持《内经·卫气行》"岁有十二月，日有十二辰，子午为经，卯酉为纬"之则。"平旦（子、丑、寅、卯）阴尽，阳气出于目，目张则气（卫气）上行于头，循项下足太阳。"（足太阳膀胱经脉之主时15：00—17：00）"春秋冬夏，各有分理，然后常以平旦为纪，以夜尽为始。""阳尽于阴，阴受气（荣气）矣。其始入于阴，常从足少阴（足少阴肾经脉之主时17：00—19：00）注于肾，肾注于心，心注于肺，肺注于肝，肝注于脾，脾复注于肾为周。"

**小博士解说**

常人日出而作，醒来，交感神经与副肾上腺等（卫气）开始工作，胆经脉的头窍阴穴区是乳突骨部，触摸到硬块或压按疼痛，多是交感神经与周围神经系统调控有问题。日落而息，副交感神经与褪黑激素等（荣气）开始准备休息保养的工作，足窍阴穴皮表干涩或按压疼痛，说明副交感神经问题大。白天时周围神经活动量较大，晚上周围神经活动量较小。在神经系统的制衡下，周围神经系统（控制四肢活动为主）活动量大，自主神经（控制脏腑活动为主）活动量就较小，白天多揉按头窍阴穴，养护周围神经系统，晚上多揉捏足窍阴穴，帮助自主神经。

**荣气与卫气相随**

| 荣 | 清 | 脉中 | 阴 | 迟 | 滑利 | 体之上 | 水谷之精气 |
|---|---|---|---|---|---|---|---|
| 卫 | 浊 | 脉外 | 阳 | 速 | 慓悍 | 体之下 | 水谷之悍气 |

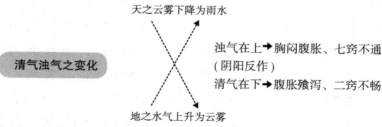

清气浊气之变化

天之云雾下降为雨水

浊气在上➡胸闷腹胀、七窍不通
（阴阳反作）
清气在下➡腹胀飧泻、二窍不畅

地之水气上升为云雾

**七窍二阴相关之经脉与诊治穴位**

| 窍阴 | 主要经脉 | 主要诊治穴位 | 次要诊治穴位 |
|---|---|---|---|
| 眼 | 肝、胆、三焦、膀胱 | 头窍阴<br>（耳后、浮白、突骨间） | 太冲、瞳子、丝竹空、攒竹 |
| 耳 | 胆、三焦 | | 完骨、瘛脉 |
| 鼻 | 大肠、胃、膀胱 | | 迎香、冲阳、委阳 |
| 口 | 大肠、胃 | | 手三里、足三里 |
| 前阴 | 肾、膀胱、肝 | 足窍阴<br>（第四趾间） | 然谷、蠡沟、委中 |
| 后阴 | 大肠、膀胱 | | 申脉、偏历 |

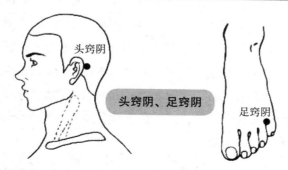

头窍阴、足窍阴

**➕知识补充站**

　　肝脏和胆参与胃肠道的消化功能，将营养精华从肝脏经过肝门静脉，即营气之道，回到心脏；位于中焦的肝脏、胃、十二指肠，主腐熟水谷，化生精微，上到心脏，即"中焦如沤"，如同沤物浸渍；再往"肺动脉"注于肺、"肺静脉"回心脏，"主动脉"才将血液输送到全身，如同雾露蒸腾，布散水谷精气，即"上焦如雾"。下焦主排泄水液和糟粕，将体液与饮食糟粕残渣送入膀胱与大肠，如同沟渠水道，即"下焦如渎"。

　　胸闷、七窍不通，多是静脉回流心脏不良，按压头窍阴穴，针砭太冲、冲阳等穴，可见效。腹胀，大便、小便二阴不顺畅，按压足窍阴穴，针砭然谷、偏历等穴，效果好。

## 3-2 三十一难：三焦之部位与作用

三焦者，何禀何生？何始何终？其治常在何许？可晓以不？

1. 三焦者，水谷之道路，气之所终始也。

2. 上焦者，在心下，下膈，在胃上口，主内而不出，其治在膻中，玉堂下一寸六分，直两乳间陷者是（膻中穴）。

3. 中焦者，在胃中脘，不上不下，主腐熟水谷，其治在脐旁（天枢穴）。

4. 下焦者，当膀胱上口，主分别清浊，主出而不内，以传道也，其治在脐下一寸（阴交穴）。

5. 故名曰三焦，其府在气街（气冲穴）。

《内经·营卫生会》："营出于中焦，卫出于下焦。""上焦出于胃上口，并咽以上贯膈，而布胸中，走腋，循太阴之分而行，还至阳明，上至舌，下足阳明，常与营俱行于阳二十五度，行于阴亦二十五度，一周也，故五十度而复大会于手太阴。""中焦亦并胃中，出上焦之后，此所受气者，泌糟粕，蒸津液，化其精微，上注于肺脉，乃化而为血，以奉生身，莫贵于此，故独得行于经隧，命曰荣气。""血之与气，异名同类。……营卫者精气也，血者神气也，故血之与气异名同类焉。""下焦者，别回肠，

注于膀胱而渗入。水谷常并居于胃中，成糟粕而俱下于大肠，而成下焦，渗而俱下，济泌别汁，循下焦而渗入膀胱。""上焦如雾，中焦如沤，下焦如渎，此之谓也。"

《内经·阴阳应象大论》论述人受病之因。《伤寒论》言六经，由表入里，由浅入深，需横看（外在温度与湿度，影响脑部与脏腑功能）。《温病条辨》论三焦，由上及下，由浅入深，需纵看（内在呼吸与饮食，影响免疫力与脏腑功能）。综合之，《金匮要略》是《伤寒论》与《温病条辨》的桥梁，《温病条辨》则补前人之未备。

三焦病机有顺传与逆传两类，一般多是从上焦传中焦（胃与脾）；中焦传下焦（肝与肾）。顺传邪从上焦肺卫，传至中焦胃腑，有痊愈之征兆，预后情况好。逆传邪自肺传入心包，多暴发性，病情凶险，预后差。人体是有机体，有经络贯串、气血流通，邪之所感随处可传，故上、中、下三焦之病理传变，互相交错，无法截然划分。

膻中穴在两乳之间，其表面肌肤枯黯者，多为心肺功能不良，此区疮疹越多，精神情绪越差；上焦气血之传变，以望诊、触诊膻中穴最准确。三焦腑在气街的反应穴是气冲穴，是股动脉与股静脉必经之道，此区

**小博士**解说

卫气，出于下焦的乳糜池，乳糜池位于第一腰椎前方；胸导管起始于乳糜池，是全身最粗大的淋巴管道，长约30~40公分。胸导管负责淋巴与免疫的运行，也负责将消化系统的脂质营养输送到心脏。

营气（荣气），出于中焦的十二指肠的肝门静脉，上焦出于胃上口与食道下括约肌的肝门静脉，胸导管与肝门静脉皆回心脏（中焦亦并胃中，出上焦之后），构成三焦腐熟水谷的完整流程。

淋巴结聚集，或疮疹，或肿块，下焦的脏器
或脚部必有状况；掌握中焦、下焦脏器的病

况，压诊气冲穴最准确。

**三焦部位及其所主**

| 三焦 | 部位 | 功能 | 治疗主穴 |
|------|------|------|----------|
| 上焦 | 在心下，下膈在胃口上 | 主内而不出 | 治在膻中，玉堂下一寸六分，直两乳间陷者 |
| 中焦 | 在胃中脘，不上不下 | 主腐熟水谷 | 治在脐旁（天枢） |
| 下焦 | 当膀胱上口，分别清浊 | 主出而不内，以传道 | 治在脐下一寸（阴交） |

**三焦命名比较**

| 《难经》 | 三十一难：三焦既无形状，而所禀所生，则元气与胃气而已，故云水谷之道路，气之所终始。三焦相火也，火能腐熟万物，焦从火，亦腐物之气，命名取义<br>六十六难：三焦者，原气之别使也，主通行三气，经历五脏六腑 |
|---|---|
| 《内经》 | 人体是有机体，有经络贯串、气血流通，邪之所感，随处可传，故上、中、下三焦之病理传变，互相交错，无法截然划分 |
| 现代医学理论 | 三焦于肢体黏膜之内，五脏六腑之隙，水谷流化之气融会于其间，运行肢体皮肤分肉，曰上中下，各随所属部位而名之，上焦以贲门、食道上括约肌和横膈为主；中焦以消化器官与附属器官为主；下焦以大肠、肾、膀胱和生殖器官为主 |

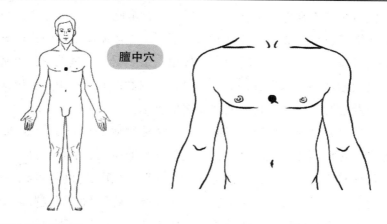

膻中穴

---

**✚ 知识补充站**

　　三焦之治依病机立治疗之法，如上焦热而烦宜牛黄散，上焦热无他证宜桔梗散。三焦辨证纲领和治疗方药："上焦如雾，升而逐之；中焦如沤，疏而逐之；下焦如渎，决而逐之"，皆"兼以解毒"。温病死证，上焦肺之化源绝或心神内闭外脱者死；中焦阳明太实或秽浊塞窍者死；下焦热邪深入消灼津液涸尽而死。三焦病机辨证有例外，如热闭心包在上焦，病邪已深入营血，轻清宣泄不适宜，开闭醒神为急务，用牛黄丸、至宝丹类。如湿阻小肠，泌别失司，病属下焦，湿邪偏盛，滋填之法属禁忌，急以渗利为治。

## 3-3　三十二难：心肺独在鬲上

五脏俱等，而心、肺独在鬲上者，何也？

1.心者血，肺者气，

2.血为荣，气为卫；

3.相随上下，谓之荣卫，通行经络，营周于外，故令心、肺在鬲上也。

　　心者血，心脏与血管负责血液循环，荣血于心脏与血管间。肺者气，肺脏与气管负责呼吸，卫气运行于肺脏与气管间，心脏与肺脏要和谐运行，才能将气血运行于内——通行于脏腑经络间，营养周旋于外——养护肢体活动，提升身心整体健康，尤其是脑部；心肺之间能否正常循环，取决于头、颈部与横膈膜之间能否维持正常生理状态。

　　人体的经络连络脏腑与肢节，心脏为五脏六腑之海，是血液循环的起点。主动脉、肺动脉如涨潮，将血液从心脏送出去；肺静脉、上腔静脉、下腔静脉如退潮，将血液回流心脏。脉诊寸口脉，察太渊、列缺、经渠等穴之寸关尺脉动，是诊断呼吸气之宗气；趺阳脉诊冲阳、解溪等穴之脉动，诊察消化气之中气；换言之，寸口脉是诊心脏主动脉出心脏后的升主动脉的循环状况，趺阳脉是诊降主动脉的循环状况。

　　《内经·营气》："营气之道，内谷为宝。谷入于胃，乃传之肺，流溢于中，布散于外，精专者行于经隧，常营无已，终而复始，是谓天地之纪。故气从太阴出注手阳明，上行注足阳明，下行至跗上，注大指间与太阴合；上行抵髀，从髀注心中；循手少阴，出腋下臂注小指，合手太阳，上行乘腋出颇内，注目内眦，上巅下项，合足太阳；循脊下尻，下行注小指之端，循足心注足少阴；上行注肾，从肾注心外，散于胸中；循心主脉出腋下臂，出两筋之间，入掌中，出中指之端，还注小指次指之端，合手少阳；上行至膻中，散于三焦，从三焦注胆，出胁，注足少阳；下行至跗上，复从跗注大指间，合足厥阴，上行至肝，从肝上注肺，上循喉咙，入颃颡之窍，究于畜门。其支别者，上额循巅下项中，循脊入骶，是督脉也；络阴器，上过毛中，入脐中，上循腹里，入缺盆，下注肺中，复出太阴。此营气之所行也。"

　　胫骨后肌反映肾脏、膀胱、体液的状况；胫骨前肌反映消化、排泄、胆胃问题。"三寸"的尺度，如脚内踝上三寸有三阴交（肝经脉、脾经脉和肾经脉的交会穴）；脚外踝上三寸有绝骨（即悬钟穴，为骨髓会聚之所）。从脚内外踝可了解一个人，脚踝肿、活动不灵活，生活作息多慵懒，持恒规律足量运动可以调整遗传体质。

**小博士解说**

　　临床上，诊脉通常以诊寸口脉为主，寸口脉诊察宗气，以升主动脉为主，主要诊察肺呼吸及心脏血液运行状况；趺阳脉诊中气，以降主动脉为主，诊断范围包括中焦脾胃之气，以及脾胃等脏腑对饮食的消化吸收、升清降浊等生理功能。

有关心肺在膈上之论

| 《难经》 | 心者血，肺者气，血为荣，气为卫，相随上下，谓之荣卫，通行经络，营周于外，故令心、肺在膈上 |
|---|---|
| 四明陈氏 | 其位之高下耳，若以五脏德化论之，则尤有说焉，心肺既能以血气生育人身，则此身之父母也，以父母之尊，亦自然居于上矣 |
| 《内经·刺禁论》 | 藏有要害，不可不察。肝生于左，肺藏于右，心部于表，肾治于里，脾为之使，胃为之市。膈肓之上，中有父母。即此之谓也 |

**冲阳穴、太渊穴位图**

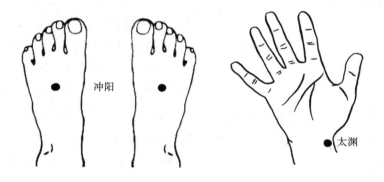

**＋知识补充站**

　　冲阳反映消化情形，太渊反映呼吸问题。如果消化或呼吸有问题，反应穴区色泽不良，压按穴位立即改善。正常情况下，跗阳脉比少阴脉跳动有力。同时比诊寸口脉与跗阳脉，寸口脉是反映呼吸问题，寸口脉浮而迟是肺泡或细支气管痿弱；跗阳脉反映消化问题，跗阳脉浮而数是胃肠蠕动过快或发炎。

　　虚劳与消渴是常见的慢性生活习惯病，寸口脉浮而迟，为虚劳；跗阳脉浮而数，为消渴；同时并见寸口脉浮而迟与跗阳脉浮而数，是并见虚劳与消渴，多见于糖尿病患者。

## 3-4 三十三难：肝肺色象浮沉之理

肝青象木，肺白象金；肝得水而沉，木得水而浮。肺得水而浮，金得水而沉。

1. 肝者，非为纯木也。乙角也，庚之柔。大言阴与阳，小言夫与妇，释其微阳，而吸其微阴之气，其意乐金，又行阴道多，故令肝得水而沉也。

2. 肺者，非为纯金也。辛商也，丙之柔。大言阴与阳，小言夫与妇，释其微阴，婚而就火，其意乐火，又行阳道多，故令肺得水而浮也。

3. 肺熟而复沉，肝熟而复浮者，何也？故知辛当归庚，乙当归甲也。

肝脏居于体腔右侧，与心脏之生理作用密切，其脉象反映在左关；脾胃饮食与肺脏呼吸相关，脉象反映在右寸与右关。"寸口脉浮而迟，浮脉则热，迟脉则潜"，是右寸与右关；"寸口脉浮而迟，浮即为虚，迟即为劳"，是左寸与左关。人过四十岁后肾脏开始老化，过五十岁后心脏也随之老化，但肝脏与胃可以不受年龄影响，先决条件是要善养之，肝脏（左关）要有充分的休养生息，脾胃（右关）要营养均衡不失调。

肺熟而复沉，肝熟而复浮。肺脏负责呼吸"气"的进出，是空腔最多的脏器，所以肺脏得水而浮，熟则无空腔而沉。肝脏负责"血"的新陈代谢，是工作最扎实的脏器，肝脏得水而沉，熟则血出有空腔而浮。心脏的主动脉因手脚动作加大而流动加快，肺动脉因呼吸动作大而流动快，则"气"与"血"的代谢也加快。血中的氧气和二氧化碳控制所有呼吸动作，吸入氧气和呼出二氧化碳，就是营气和卫气的关系。氧气在血里的变化，主要由延髓和脊髓感知，由延脑控制呼吸；颈动脉窦与网状系统，判断血中所含氧气和二氧化碳比例，根据需要量来控制呼吸。重要的呼吸肌肉是横膈。只要第三、第四节颈椎神经没有断，即使瘫痪了，仍可以呼吸，因膈神经控制横膈神经，吸气是肋外肌与横膈在起作用。

肝门静脉的分支，将血液输往肝血窦，在肝血窦中血液与肝细胞进行物质交换，从中央静脉最后流入肝静脉。肝脏功能单位为腺泡（肺脏功能单位为肺泡），每个腺泡都在血管支的末端，含有肝动脉、肝门静脉及胆管等终分支，分布在整个肝脏内，称门脉三区。肝动脉内分支及肝门静脉会流入静脉窦，并流入肝的中央叶静脉，再合成肝静脉，入下腔静脉。

**小博士 解说**

手背属手少阳三焦经脉，牵系着耳咽管与听觉，达摩易筋经第八式三盘落地，其动作"上腭坚撑舌，张眸意注牙，足开蹲似踞，手按猛如擎，两掌翻齐起，千斤重有加，瞪睛兼开口，起立脚无斜"，养益元气，最能强化耳咽管与听觉。

手掌大指侧为手阳明大肠经脉，从大鱼际区可观察排泄状况；手掌小指侧属手太阳小肠经脉，从小鱼际区可观察吸收状况。大、小鱼际区域肤质好、色泽清亮，排泄、吸收好；反之，排泄、吸收都容易出问题。

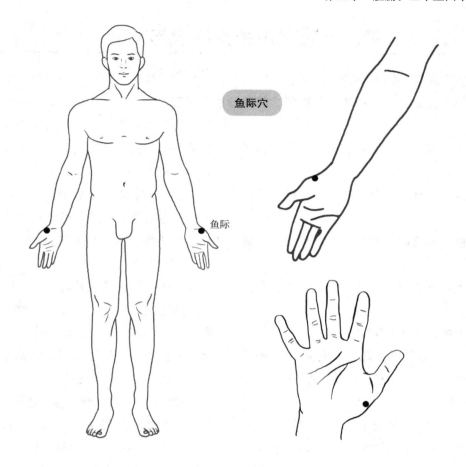

鱼际穴

鱼际

## 3-5　三十四难：五脏之声色臭味液与七神

五脏各有声色臭味液，十变言：

1. 肝色青，其臭臊，其味酸，其声呼，其液泣；

2. 心色赤，其臭焦，其味苦，其声言，其液汗；

3. 脾色黄，其臭香，其味甘，其声歌，其液涎；

4. 肺色白，其臭腥，其味辛，其声哭，其液涕；

5. 肾色黑，其臭腐，其味咸，其声呻，其液唾。

五脏有七神，各何所藏耶？

脏者，人之神气所舍藏也。肝藏魂，肺藏魄，心藏神，脾藏意与智，肾藏精与志。

《内经·六节藏象论》："天食人以五气，地食人以五味。五气入鼻，藏于心肺，上使五色修明，音声能彰。五味入口，藏于肠胃，味有所藏，以养五气，气和而生，津液相成，神乃自生。"

《内经·五脏生成》："五脏之气。故色见青如草兹者死，黄如枳实者死，黑如焰者死，赤如衃血者死，白如枯骨者死，此五色之见死也。青如翠羽者生，赤如鸡冠者生，黄如蟹腹者生，白如豕膏者生，黑如乌羽者生，此五色之见生也。生于心，如以缟裹朱；生于肺，如以缟裹红；生于肝，如以缟裹绀；生于脾，如以缟裹栝楼实，生于肾，如以缟裹紫，此五脏所生之外荣也。色味当五脏，白当肺辛，赤当心苦，青当肝酸，黄当脾甘，黑当肾咸，故白当皮，赤当脉，青当筋，黄当肉，黑当骨。"

五味适量摄取补益五脏，过量则扰乱人体的阴阳平衡，损伤所属脏器；五味偏耽，终极最伤肝、肾。

1. "苦多伤肺"，苦味补心，吃苦瓜、莲心等清热泻火，治疗心火旺盛所致失眠、烦躁等。苦多则伤肺，造成心火太旺，压制肺气，损伤心肺功能。同时，肺主皮毛，"多食苦，则皮槁而毛拔"。

2. "辛多伤肝"，辛入肺，辣味食物葱、姜、蒜、辣椒等，可发散风寒、行气止痛、宣泄肺气，防止外邪犯肺。辛多易伤肝，引起肺气偏胜（魄不安宁），克伐肝脏（魂不守舍）。"多食辛，则筋急而爪枯"。

3. "酸多伤脾"，酸味补肝，青梅、山楂、柠檬等具收敛、固涩作用，克制肝火、补肝阴。惟酸多伤脾胃，致脾胃功能失调。"多食酸，而肉胝皱而唇揭"。

4. "咸多伤心"，咸味补肾，海带、海藻、紫菜、螃蟹等天然咸鲜食物与肾气相通，能滋养肾精、软坚散结。"多食咸，则脉

**小博士解说**

《内经·五味》："谷气五味入五脏，胃者，五脏六腑之海也。"

《内经·外揣》："五音不彰，五色不明，五脏波荡，若是则内外相袭，若鼓之应桴，响之应声，影之应形。故远者司外揣内，近者司内揣外，是谓阴阳之极。"

《内经·宣明五气》："五味所入，酸入肝，辛入肺，苦入心，咸入肾，甘入脾。"

凝泣而变色"。

5."甘多伤肾"，甘味补脾胃让人开心，米饭、红薯、山药、南瓜等补养气血、调和脾胃。"多食甘，则骨痛而发落"。

**《内经·六节藏象论》十一脏象应天地阴阳**

| 脏腑 | 脏象应天地阴阳 |
|---|---|
| 心 | 生之本，神之变也。其华在面，其充在血脉，为阳中之太阳，通于夏气 |
| 肺 | 气之本，魄之处也。其华在毛，其充在皮，为阳中之太阴，通于秋气 |
| 肾 | 主蛰封藏之本，精之处也。其华在发，其充在骨，为阴中之少阴，通于冬气 |
| 肝 | 罢极之本，魂之居也。其华在爪，其充在筋，以生血气，其味酸，其色苍，为阳中之少阳，通于春气 |
| 脾、胃、大肠、小肠、三焦、膀胱 | 仓廪之本，荣之居也，名曰器，能化糟粕，转味而入出者也。其华在唇四白，其充在肌，其味甘，其色黄，此至阴之类，通于土气 |
| 胆 | 以上，凡十一脏，取决于胆也 |

**《内经·五脏生成》五脏所合所主所荣及所伤**

| 五脏 | 所合 | 所荣 | 所主 | 五味所合 | 五味所伤 |
|---|---|---|---|---|---|
| 心 | 合脉 | 荣色 | 主肾 | 心欲苦 | 多食咸，脉凝泣而色变 |
| 肺 | 合皮 | 荣毛 | 主心 | 肺欲辛 | 多食苦，皮槁而毛拔 |
| 肝 | 合筋 | 荣爪 | 主肺 | 肝欲酸 | 多食辛，筋急而爪枯 |
| 脾 | 合肉 | 荣唇 | 主肝 | 脾欲甘 | 多食酸，肉胝而唇揭 |
| 肾 | 合骨 | 荣发 | 主脾 | 肾欲咸 | 多食甘，骨痛而发落 |

**✚ 知识补充站**

《内经·经络论》："经有常色，而络无常变也。经之常色，心赤、肺白、肝青、脾黄、肾黑，皆亦应其经脉之色也。阴络之色应其经，阳络之色变无常，随四时而行也。寒多则凝泣，凝泣则青黑；热多则淖泽，淖泽则黄赤；此皆常色，谓之无病，五色具见者，谓之寒热。"

## 3-6 三十五难：诸腑功能与五脏相配

五脏各有所，腑皆相近，而心、肺独去大肠、小肠远者。

1. 心营、肺卫，通行阳气，故居在上；

2. 大肠、小肠，传阴气而下，故居在下。所以相去而远也。

诸腑者，皆阳也，清净之处。今大肠、小肠、胃与膀胱，皆受不净。

3. 诸腑者，谓是非也。

（1）小肠者，受盛之腑也。

（2）大肠者，传泻行道之腑也。

（3）胆者，清净之腑也。

（4）胃者，水谷之腑也。

（5）膀胱者，津液之腑。一腑犹无两名，故知非也。

4. （1）小肠者心之腑；（2）大肠者肺之腑；

（3）胆者肝之腑；（4）胃者脾之腑；

（5）膀胱者肾之腑。

5. （1）小肠谓赤肠；（2）大肠谓白肠；

（3）胆者谓青肠；（4）胃者谓黄肠；

（5）膀胱者谓黑肠。下焦之所治也。

《内经·金匮真言论》："东风生于春，病在肝俞，在颈项；南风生于夏，病在心俞，在胸胁；西风生于秋，病在肺俞，在肩背；北风生于冬，病在肾俞，在腰股；中央为土，病在脾俞，在脊。故春气者病在头，夏气者病在藏，秋气者病在肩背，冬气者病在四支。故春善病鼽衄，仲夏善病胸胁，长夏善病洞泄寒中，秋善病风疟，冬善病痹厥。……夫精者身之本也，故藏于精者春不病温。夏暑汗不出者，秋成风疟。此平人脉法

也。""人之阴阳，则外为阳，内为阴。言人身之阴阳，则背为阳，腹为阴。言人身之脏腑中阴阳，则脏者为阴，腑者为阳。肝心脾肺肾五脏，皆为阴。胆胃大肠小肠膀胱三焦六腑，皆为阳。所以欲知阴中之阴，阳中之阳者，为冬病在阴，夏病在阳，春病在阴，秋病在阳，皆视其所在，为施针石也。"

厥逆之病，不外乎四逆证。四肢厥逆，诊治上应遵循心为五脏六腑之海、脑为髓之海，以及头为诸阳之会的医理。

《内经·厥病》论厥病分厥头痛与厥心痛，关于厥头痛之辨证与治疗：

"厥头痛，面若肿起而烦心，取之足阳明太阴。"

"厥头痛，头脉痛，心悲，善泣，视头动脉反盛者，刺尽去血后，调足厥阴。"

"厥头痛，贞贞头重而痛，泻头上五行，行五，先取手少阴，后取足少阴。"

"厥头痛，意善忘，按之不得，取头面左右动脉，后取足太阴。"

"厥头痛，项先痛，腰脊为应，先取天柱，后取足太阳。"

"厥头痛，头痛甚，耳前后脉涌有热，泻出其血，后取足少阳。"

"真头痛，头痛甚，脑尽痛，手足寒至节，死不治。"

"头痛不可取于俞者，有所击堕，恶血在于内，若肉伤，痛未已，可则刺，不可远取也；头痛不可刺者，大痹为恶，日作者，可令少愈，不可已；头半寒痛，先取手少阳阳明，后取足少阳阳明。"

**小博士解说**

手鱼际区静脉突显（浮现青筋），是肺与胃的问题；手鱼际静脉杂乱是胃有问题，静脉单线突显是肺的问题。手鱼际穴动脉输出到商阳穴，静脉回流到太渊穴，大拇指的拇内收肌与拇外展肌的力道，是其他四指肌肉力道的总和。

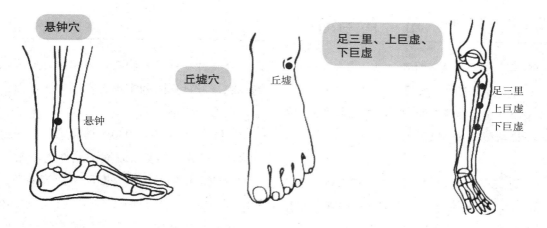

诸腑与五脏之相配

| 腑 | | 脏 | |
|---|---|---|---|
| 小肠 | 受盛 | 心腑 | 赤肠 |
| 大肠 | 传泻行道 | 肺腑 | 白肠 |
| 胆 | 清净 | 肝腑 | 青肠 |
| 胃 | 水谷 | 脾腑 | 黄肠 |
| 膀胱 | 津液 | 肾腑 | 黑肠 |

脑与脏腑之功能与相配

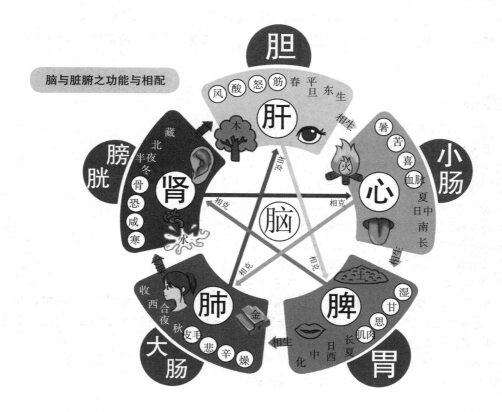

# 3-7 三十六难：肾与命门

脏各有一耳，肾独有两者。

1. 左者为肾，右者为命门。
2. 命门者，诸神精之所舍，原气之所系也；男子以藏精，女子以系胞。

五脏有六，谓肾有两脏。左为肾，右为命门。脑下垂体与肾上腺都属内分泌，命门气与肾相通；正常生理状况下，由脑下垂体后叶释放抗利尿激素至血流中，与肝肾互通。血液将身体内的废物杂质运送到肝脏形成尿素，肝脏的血液将尿素运送到肾脏形成尿液。其间，在蛋白质分解过程中，产生有毒物质"氨"，肝脏将氨转变为尿素，由血液将尿素运送到肾脏过滤出，加上水分和盐类形成尿液，再从输尿管送到膀胱储存。保养肾脏红细胞生成功能，整合心脏血液循环、肝脏的尿素转换以及肾脏尿液循环排泄，心、肝、肾三者功能环环相扣。养肝魂愉神志，肝肾真阴确实难养，犹如恶习以为常，良习养成不易。

尿液比重1.010~1.030（早晨第一次尿比重大于1.018），表示尿液浓缩能力正常。小便混浊常见的原因有乳糜尿、细菌感染，从中医角度而言，若是"下消"日久成"肾亏"，常见乳糜尿、细菌感染等。饮食摄取较多蛋白质，及尿液中磷酸盐及尿酸沉淀过多，呈现尿液混浊，多会产生泡沫尿。尿液出现泡沫不一定是蛋白尿，蛋白尿则一定有泡沫。尿液如清水，常见原因有慢性肾衰竭，或肾小管异常或尿崩症。

五脏生息，肺生肾，肾生肝，肝生心。规律的活动或运动可以强心润肺，手舞足蹈养益肝肾，养护脾胃则要从生活作息实践做起。肝脏将多余的葡萄糖转化为肝糖原，贮

**小博士解说**

大脑十二对脑神经的功能，主司上七窍活动及感觉能力：

1. 嗅神经，受器位于鼻腔黏膜，主司嗅觉。
2. 视神经，受器位于眼睛视网膜，主司视觉。
3. 动眼神经，支配眼球转动及瞳孔收缩。
4. 滑车神经，支配眼上斜肌的活动，眼球向下、向外功能。
5. 三叉神经，感觉神经传送脸部的感觉，支配咀嚼肌运动。
6. 外展神经，司眼外斜肌活动，支配同侧外直肌、对侧内直肌。
7. 面神经，支配颜面肌肉群活动，传送舌前部味觉。
8. 位听神经，分蜗神经与前庭神经，传送听觉信息，司平衡。
9. 舌咽神经，司咽部肌肉的活动、舌后味觉及咽部感觉，配合迷走神经调节动脉压和心跳。
10. 迷走神经，是脑神经中最长和分布范围最广的一组神经，支配呼吸系统、消化系统的绝大部分和心脏等器官的感觉、运动和腺体的分泌。
11. 副神经，支配颈部与肩部肌肉活动。
12. 舌下神经，司舌肌的活动与传送舌头的感觉。

存在肝脏中；当血液中葡萄糖浓度过低时，肝细胞再将肝糖原转换成葡萄糖，藉此机制让生命持续运转不停息。

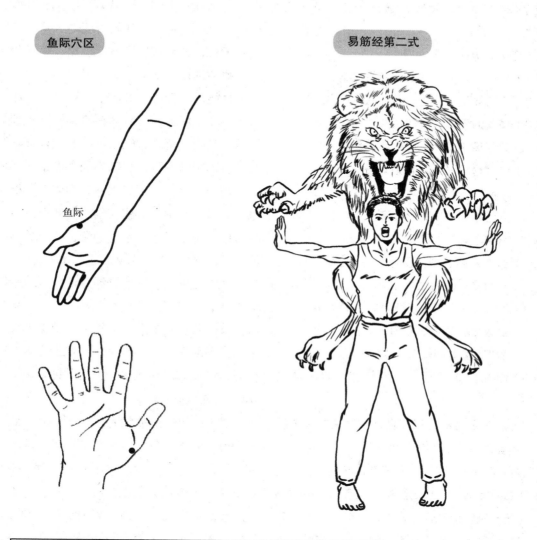

**鱼际穴区**

鱼际

**易筋经第二式**

---

**✚ 知识补充站**

　　鱼际穴区属肺经脉，肺邪气盛有余，导致肩背酸痛，小便数而欠（次数频繁、量不多且尿不干净）。临床上，年轻夫妇肺气虚弱，呼吸气不足，小便颜色改变，大拇指乏力不灵活，可推知性功能多失调，多有不孕症烦恼。平日无运动习惯者，可早晚习练易筋经第二式，藉由歌诀："足趾抓地，两手平开，心平气静，目瞪口呆"引领动作，三至五个月多见改善。

## 3-8 三十七难：五脏上关九窍与脏腑不和

五脏之气，于何发起，通于何许，可晓以不?

1. 五脏者，常上关于九窍。

（1）肝气通于目，目和则知黑白矣。

（2）心气通于舌，舌和则知五味矣。

（3）脾气通于口，口和则知谷味矣。

（4）肺气通于鼻，鼻和则知香臭矣。

（5）肾气通于耳，耳和则知五音矣。

2.

（1）五脏不和，则九窍不通；

（2）六腑不和，则留结为痈；

（3）邪在六腑，则阳脉不和，阳脉不和，则气留之，气留之则阳脉盛矣。

（4）邪在五脏，则阴脉不和，阴脉不和，则血留之，血留之则阴脉盛矣。

（5）阴气太盛，则阳气不得相营也，故曰格。

（6）阳气太盛，则阴气不得相营也，故曰关。

（7）阴阳俱盛不得相营也，故曰关格，关格者，不得尽其命而死矣。

气独行于五脏，不营于六腑者，何也?

3. 气之所行也，如水之流，不得息也。故阴脉营于五脏，阳脉营于六腑，如环无端，莫知其纪，终而复始，其不覆溢，人气内温于脏腑，外濡于腠理。

《内经·脉度》："五脏常内阅于上七窍也，故肺气通于鼻，肺和则鼻能知香臭矣；心气通于舌，心和则舌能知五味矣；肝气通于目，肝和则目能辨五色矣；脾气通于口，脾和则口能知五谷矣；肾气通于耳，肾和则耳能闻五音矣。五脏不和则七窍不通，六腑不和则留为痈。故邪在府则阳脉不和，阳脉不和则气留之，气留之则阳气盛矣。阳气太盛则阴脉不利，阴脉不利则血留之，血留之则阴气盛矣。阴气太盛，则阳气不能荣也，故曰关。阳气太盛，则阴气弗能荣也，故曰格。阴阳俱盛，不得相荣，故曰关格。关格者，不得尽期而死也。"

胃溃疡与十二指肠溃疡辨证，胃溃疡阳证疼痛，多出现于白天或饮食后，饮食之后会较痛苦，宜半夏泻心汤或大黄甘草汤；十二指肠溃疡阴证疼痛，多出现于空腹时或夜间，进食后疼痛缓解，宜附子粳米汤、小建中汤或大建中汤。

消化性溃疡的症状有恶心、呕吐、腹部胀满感、吐血、黑便等，临证压诊，除心下的心窝部（中脘、巨阙）压痛外，背部常在第十至十二胸椎突起之左右旁开三公分处出现压痛点（胆俞、脾俞、胃俞）；小腿部胃经脉（足三里、丰隆）与胆经脉（阳陵泉、绝骨）流布区域亦会因症状轻重缓急有所反应，如静脉曲张、皮肤枯干粗涩，情况越严重的，消化性溃疡症状也越严重。

**小博士解说**

内镜检查胃溃疡，其症状可分为三时期：（1）活动期：胃溃疡胃底有厚白苔，周围黏膜呈浮肿性肿胀，宜半夏泻心汤；（2）愈合期：白苔变薄，区域变小，边缘出现再生上皮的发红带，宜柴胡桂枝汤；（3）瘢痕期：溃疡表面因再生上皮而修复，白苔消失，宜小建中汤。

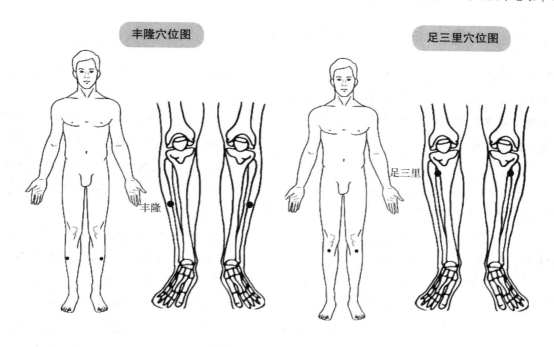

丰隆穴位图　　　足三里穴位图

足三里

丰隆

五脏常内阅于上七窍（眼耳各二或曰九窍）

| 五脏 | 气通七窍 | 五脏气和 |
|------|----------|----------|
| 肺 | 气通于鼻 | 肺和则鼻能知香臭 |
| 心 | 气通于舌 | 心和则舌能知五味 |
| 肝 | 气通于目 | 肝和则目能辨五色 |
| 脾 | 气通于口 | 脾和则口能知谷味 |
| 肾 | 气通于耳 | 肾和则耳能闻五音 |

**＋知识补充站**

　　邪在六腑，则阳脉不和，阳脉不和，则气留之；邪在五脏，则阴脉不和，阴脉不和，则血留之。肝、心、脾、肺、肾五脏，木、火、土、金、水五行生化，肺脏为肾脏之母，肾脏为肝脏之母；气血运行正常者，肝脏释放血管紧张素原，经肾脏分泌的肾素作用变成血管紧张素Ⅰ，再经过肺脏产生的血管紧张素转化酶降解，变成血管紧张素Ⅱ，使血管收缩，血压上升，刺激肾上腺皮质分泌醛固酮，造成钠离子（$Na^+$）与水分潴留，令血压上升；接着产生负反馈，抑制肾素释放，导致血管紧张素原减少释出，所以血压不会一直上升。

## 3-9 三十八难：论腑何独有六

脏唯有五，腑独有六者，何也？

腑有六者，谓三焦也。有原气之别焉，主持诸气，有名而无形，其经属手少阳。此外腑也，故言腑有六焉。

五脏各一腑，三焦是一腑，是腐熟水谷之气，即自身免疫系统。

《金匮要略》："下利清谷不止，身体疼痛者，急当救里；身体疼痛，清便自调者，急当救表。病痼疾加以卒病，先治其卒病，后乃治痼疾。五脏病各有所得者愈，五脏病各有所恶，各随其所不喜者为病。病者素不应食，而反暴思之，必发热也。诸病在脏欲攻之，当随其所得而攻之。"临床上，急性肺炎与慢性肺栓塞症同时出现，先治急性肺炎；若出现急性肺栓塞症，则急治急性肺栓塞以救命，总以维持呼吸功能为主；根治慢性痼疾，要配合改善生活习惯才有效。

"痼疾"是长期慢性疾病，如糖尿病、高血压、肝硬化、强直性脊柱炎、系统性红斑狼疮、慢性支气管炎、慢性胃炎、慢性肾脏病等，诊病要知病人喜恶，"五脏病各有所恶，各随其所不喜者为病"，"诸病在脏，欲攻之，当随其所得而攻之"。治病要确实掌握病原，因所不喜而得，治其所不喜而愈。

"卒病"是急证，有致死之虞，如心肌梗塞、脑中风、急性胰腺炎、急性肠胃炎、急性阑尾炎、急性肾衰竭、急性呼吸道感染、急性中毒等，都要在第一时间急诊救治。

五脏六腑，感受暖热凉寒的变化，都会有喜恶，脑部血液循环，也随之变快变慢，"病者素不应食，而反暴思之，必发热"、"随其所得而攻之"。其间，是饮食不当，或无法消化吸收，或消化系统机能有问题，临证都应斟酌确诊。"五脏病各有所得者愈，五脏病各有所恶，各随其所不喜者为病。"慢性生活习惯病因为喜欢而有所得，五脏肝、心、脾、肺、肾，喜欢酸、苦、甘、辛、咸；所恶者因为不喜欢而有所忌。肝喜欢酸，肾喜欢咸，少者养之，多则害之。过度疲劳必造成肝、肾不足，真阴亏损，喜欢酸、咸之味。孕妇孕吐，喜欢咸、酸、甜的蜜饯，就是养益肝、肾、脾经脉。情绪变化很大与极度劳累者，多喜欢酸辣汤，就是肝魂不守，肝需要酸味，肺魄不宁，肺需要辛辣味。

**小博士解说**

喉痒或不顺畅，时隔不久多演变成喉咙疼痛，进而感冒、发烧，甚至头痛、四肢关节疼痛，这通常是三焦自身免疫系统的反应。人体约有600个淋巴结，多数分布在腋下、胸部与腹股沟；其中最重要的淋巴小结则分布在耳鼻咽喉部与盲肠，这是全身脏器的关键性防卫组织。肠胃道黏膜有黏膜下相关淋巴组织，耳鼻咽喉部的淋巴小结与相关淋巴组织，最先感应体外病毒，并反映体内器官组织失调情形。

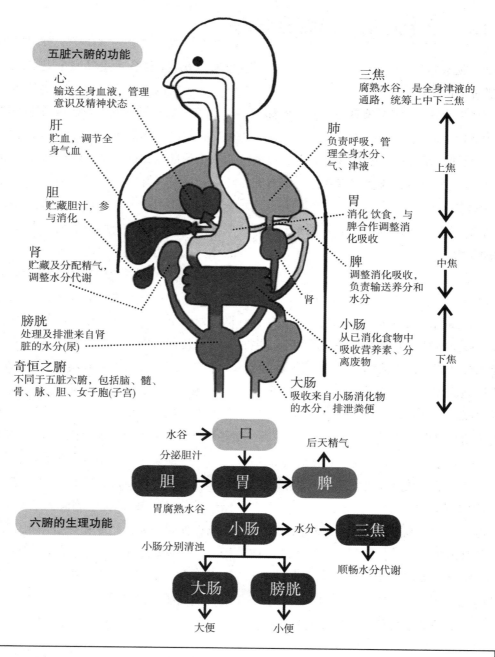

**五脏六腑的功能**

**心**
输送全身血液，管理意识及精神状态

**肝**
贮血，调节全身气血

**胆**
贮藏胆汁，参与消化

**肾**
贮藏及分配精气，调整水分代谢

**膀胱**
处理及排泄来自肾脏的水分(尿)

**奇恒之腑**
不同于五脏六腑，包括脑、髓、骨、脉、胆、女子胞(子宫)

**三焦**
腐熟水谷，是全身津液的通路，统筹上中下三焦

上焦

**肺**
负责呼吸，管理全身水分、气、津液

**胃**
消化饮食，与脾合作调整消化吸收

**脾**
调整消化吸收，负责输送养分和水分

中焦

**小肠**
从已消化食物中吸收营养素、分离废物

**大肠**
吸收来自小肠消化物的水分，排泄粪便

肾

下焦

水谷 → 口

分泌胆汁　　　　后天精气

**六腑的生理功能**

胆 → 胃 → 脾

胃腐熟水谷

小肠 → 水分 → 三焦

小肠分别清浊　　　　顺畅水分代谢

大肠　　膀胱

大便　　小便

**✚ 知识补充站**

《内经·五脏别论》："脑髓骨脉胆女子胞，皆藏于阴而象于地，藏而不泻，曰奇恒之腑。胃大肠小肠三焦膀胱，泻而不藏，受五浊气，曰传化之腑，不能久留输泻。魄门为五脏使，水谷不得久藏。五脏藏精气而不泻，满而不能实。六腑传化物而不藏，实而不能满。水谷入口胃实而肠虚；食下肠实而胃虚。故曰：实而不满，满而不实。"

## 3-10 三十九难：论腑五脏六

腑有五，脏有六者，何也？

1.六腑者，正有五腑。

2.五脏亦有六脏者，谓肾有两脏。其左为肾，
右为命门。

命门，精神之所舍；男子以藏精，女子以系
胞；命门气与肾通，故言脏有六也。腑有五
者，何也？

3.五脏各一腑，三焦亦是一腑，不属于五脏，
故腑有六。

五脏亦有称六脏，谓肾有两脏。左为
肾、右为命门。脑下垂体与肾上腺分泌息息
相关。脑下垂体与脑神经相关，反映在自主
神经系统功能上，上段消化器官（消化）与
下段消化器官（吸收与排泄）也与之产生不
同的关联，《金匮要略》言及"子藏开，当
以附子汤温其藏"，是最佳阐释。

上段消化器官以胃为主，脐上四寸的中
脘穴，主诊消化功能状况。中脘穴软弱、塌
陷，说明胃蠕动力弱，宜理中汤、小建中
汤、桂枝人参汤或附子汤等；并可因此改善
轻症子宫内膜异位，促进子宫血脉循环，增
加怀孕机会。体弱、瘦弱又有痛经的年轻女
性，要善加养护上段消化器官的胃。"子藏
开，当以附子汤温其藏"，温养五脏六腑，

可通导厥逆。子宫后穹隆完全阻塞，或卵巢
粘连、子宫内膜异位，症状严重者宜大承气
汤或当归生姜羊肉汤，大承气汤改善腰骶部
副交感神经（排泄）功能，当归生姜羊肉汤
调节头颈部副交感神经（消化吸收）传导。

中脘穴区就是心下区，是食道下括约肌
与胃底等组织部位，触按心下痞，辨证其软
弱僵硬、冷热等。若心下痞而软弱宜甘草泻
心汤，心下痞硬宜半夏泻心汤，心下冷痞宜
附子泻心汤，心下热痞宜大黄黄连泻心汤；
如兼心下部有振水音，宜苓桂术甘汤或五苓
散。对证下药，可改善整体肝门脉的循环。
下段消化器官以小肠与大肠为主，腹诊脐下
三寸的关元穴，主诊吸收功能。关元穴区软
弱，甚至塌陷，说明小肠蠕动力很弱，宜通
脉四逆汤或当归生姜羊肉汤，多见右小腹拘
急，如果兼见小腹振水音或肠鸣，宜白通汤
或当归四逆汤。大肠腹诊部位在右天枢与左
天枢，主诊排泄状况，右天枢诊升结肠与横
结肠前半部，虚弱软、塌陷者宜四逆加人
参汤；如果关元穴也软塌，宜当归生姜羊肉
汤。左天枢诊降结肠与乙状结肠部分，左天
枢硬满宜小承气汤，右天枢与左天枢皆硬满
宜大承气汤（胃实）。

小博士 解说

三焦掌管生理传化与自身免疫系统，新陈代谢功能以肝脏领军，肝足厥阴经脉掌丑时（1：
00—3：00），三焦手少阳经脉掌亥时（21：00—23：00），黄金时辰（21：00—3：00）是养
生疗治关键时辰。

胆足少阳经脉掌子时（23：00—1：00），心地坦荡者，胆识定而不惊，不怕夜半敲门声。凡
十一脏取决于胆足少阳经脉，人在子时前入睡，胆方能完成代谢，晨醒后头脑清晰，面色红润。

五脏与五行五味及相关生命机能

| 五脏 | 五行 | 五味 | 生命机能 |
|---|---|---|---|
| 肝 | 木 | 酸 | 营养（饮食提供营养） |
| 心 | 火 | 苦 | 血液（营养养益血液） |
| 脾 | 土 | 甘 | 免疫（血液维护免疫） |
| 肺 | 金 | 辛 | 氧气（免疫保障氧气） |
| 肾 | 水 | 咸 | 体液（氧气助益体液） |

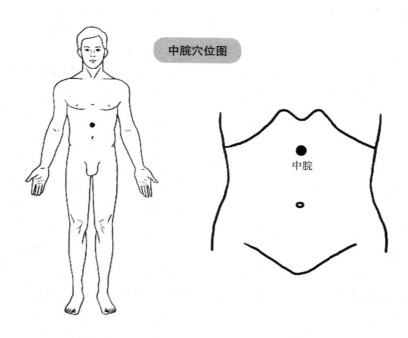

中脘穴位图

中脘

**✚ 知识补充站**

　　《伤寒论》真武汤与《金匮要略》肾气丸，都养护脑下垂体前叶，以及肾上腺和肾脏，对部分急重症患者，常有奇迹般疗效，擅长治疗突如其来的头晕目眩、四肢不听使唤等症状，对体弱多病和高血压初期病症疗效佳；但是生活节奏和饮食习惯一定要配合调整，避免变成慢性生活习惯病，否则其疗效会微乎其微。

　　"肝肾过劳，真阴虚疲"，肾气丸是过劳族的保健至宝。肝肾过劳，真阴虚疲亏损，还会影响造血功能，肝脏与肾脏的造血干细胞将无法正常参与造血，会造成下体疮疡、口疮、舌疮等症状。

# 3-11 四十难：鼻者肺候知香臭，耳者肾候能闻声

肝主色，心主臭，脾主味，肺主声，肾主液。鼻者肺之候，而反知香臭，耳者肾之候，而反闻声，其意何也？

1. 肺者西方金也，金生于巳，巳者南方火也，火者心，心主臭，故令鼻知香臭。
2. 肾者北方水也，水生于申，申者西方金，金者肺，肺主声，故令耳闻声。

《伤寒论》六经病欲解时辰，与《内经》十二经脉十二时辰，各有立论，六经病欲解时辰以脑下垂体、间脑、内分泌、自主神经系统为论（经脉病理时辰），相当于脑脊液的新陈代谢速度；十二经脉、十二时辰涉及营气、卫气，以呼吸、血液循环系统为论（经脉生理时辰），相当于胃肠新陈代谢速度。

休养时间，是在六经病欲解时辰的三阴欲解时辰与少阳欲解时辰之际，即亥、子、丑、寅、卯、辰（21：00—9：00）之际：

（1）太阴病欲解时辰：亥、子、丑（21：00—3：00）。

（2）少阴病欲解时辰：子、丑、寅（23：00—5：00）。

（3）厥阴病欲解时辰：丑、寅、卯（1：00—7：00）。

（4）少阳病欲解时辰：寅、卯、辰（3：00—9：00）。

因年龄、季节和体况等因素，会导致每个人的睡眠时间不一，身体健康活泼者多早睡早起，体弱或年幼者多早睡晚起，晚睡早起者不是因体力很好不需太多睡眠，就是生活劳累工时长者，而生活质量最不理想的是晚睡又晚起者。生活作息要正常化，应从十二经脉十二时辰着手：

1. 亥时（21：00—23：00）：三焦经脉时辰，为睡眠次要时辰，是补养脑、心脏与肝脏和入睡时间。亥时是最重要的养生时辰，也是熬夜的极限。
2. 子、丑时（23：00—3：00）：胆、肝经脉时辰，是睡眠主要时辰与美容时间。《金匮要略》黄芪建中汤、八味肾气丸、薯蓣丸、酸枣仁汤或大黄䗪虫丸等，专治过劳与自主神经失调，入睡前1~2小时服药，疗愈及养护效果加倍。
3. 寅、卯时（3：00—7：00）：肺、大肠经脉时辰，生活活动当值时辰，常是虚弱者熟睡、健康者晨间运动时间。
4. 辰、巳时（7：00—11：00）：胃、脾经脉时辰，补充营养当值时辰，是人体需求营养的时间。辰是脾经脉时辰（7：00—9：00），交感神经启动，是一天开始工作、读书的时间，活动能力不足者最适合在此时段休养维护。

**小博士解说**

大脑共十二对脑神经，主管上七窍活动及感觉能力。第一对脑神经嗅神经，感受器位于鼻腔黏膜，主司嗅觉。肺脏负责呼吸与宗气，呼吸顺畅则鼻腔黏膜嗅觉敏锐。第八对脑神经听神经分为耳蜗神经与前庭神经，前者传送听觉信息，后者主司平衡。肾脏负责体液与精志，心脏负责血液与神志，心脏与肾脏功能正常者，精气神志良好，耳聪目明。十二经脉十二时辰生理运行，与六经欲解时辰病理变化，和大脑十二对脑神经功能息息相应。

**六经病欲解时辰与四季及内分泌的关系**

| 六经病欲解时辰 | 时间 | 四季 | 相关内分泌 |
|---|---|---|---|
| 太阴病 | 21：00—3：00 | 冬季（肝脏、睡眠、补养） | 生长激素（21：00—3：00）<br>褪黑激素（23：00—7：00） |
| 少阳病 | 3：00—9：00 | 春季（肺胃、活动、营养） | 肾上腺素（3：00—9：00）<br>褪黑激素（23：00—7：00）<br>肛温最高时段（05：00—07：00） |
| 太阳病 | 9：00—15：00 | 夏季（心脏、血液、神志） | 甲状腺素（9：00—13：00）<br>肾上腺素（05：00—09：00） |
| 阳明病 | 15：00—21：00 | 秋季（肾脏、体液、精志） | 肛温最低时段（15：00—17：00） |

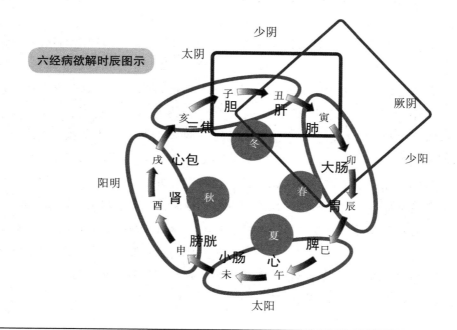

**六经病欲解时辰图示**

---

**✚ 知识补充站**

　　人生活在阴阳五行轨迹中，阳阴和谐则长寿健康。农业社会日出而作，日落而息，与天地间互相尊重而和谐；现代人处心积虑为延年益寿而对抗疾病，虽取得长寿，却有人生不如死；免疫力低下、基因弱化；科技越发达，不明病因的疾病越多，罹患疾病与猝死概率相对增加，唯有尊重天地，阳界良性活动，阴界适度休息，才能取得平和。

　　阴阳之界21：00是戌时与亥时交集，喻为钻石九点钟；阴阳之交是3：00—7：00，是寅时与卯时之间的黄金四小时。阴阳之界的23：00是生长激素开始增强活动的时候，象征储备与收藏；阴阳之交开始于3：00，是肾上腺素开始增强活动之际，象征行动与生长。

## 3-12　四十一难：肝独有两叶

肝者东方木也，木者春也，万物始生，其尚幼小，意无所亲，去太阴尚近，离太阳不远，犹有两心，故有两叶，亦应木叶也。

肝脏位于腹部右季肋部，受胸廓与横膈覆盖保护，从正中垂直线观察，在右侧第7~11肋骨深处，左侧上方可达乳头部。肝的位置会随呼吸而改变，平静呼吸时升降可达2~3公分，站立及吸气时稍微下降，仰卧和呼气时则稍升。肝右叶上方与右胸膜和右肺底相邻，前面部与结肠相邻，后叶与右肾上腺和右肾相邻；肝左叶上方与心脏相连，小部分与腹前壁相邻，下方与胃相邻。

肝脏是内脏中最大的器官，位于胆囊前端、右侧肾脏的前方、胃的上方。肝脏是消化系统中最大的消化腺，是以代谢功能为主的器官，肝脏合成尿素，分泌胆汁，在体内负责去氧化、储存肝糖原、分泌性蛋白质合成等。

人衰老，外部体态容貌表现、体内器官组织都会发生变化，肝脏改变更为明显。男性过25岁后，肝脏循环血流量平均每年下降0.3%~1.5%。女性60岁时的肝内血流量比20岁时减少40%~50%。人60岁后，肝细胞数量随年龄增长而锐减，肝脏趋向硬变，重量明显下降；90岁老年人，肝脏平均重量只有30岁左右者的51.8%。血液重在护肝养肝，血流量减少，肝内血液循环功能下降，肝脏吸收营养、代谢和清除毒素的能力也相应减退。

肝的解毒是在血液流动状态下进行的，此时，身体其他部位都在正常运转中，还持续产生代谢物，所以血液里一直都存有毒素，始终解不完。所以，保持身体正常运转，应减少意外，不熬夜、酗酒，减少服药量、感染等，不让身体净化负担加重，否则不仅肝脏解毒功能受损，其他脏器细胞也会加速老化，造成血液内毒素含量大增，使血液黏稠，血流减缓，停滞在人体毛细血管中，成为"死血"；如果时间久了，堵塞多了，则会使血液循环瘫痪。

**小博士解说**

"三寸"左右着经络医学的脉动，肝经脉的足五里在腹股沟气冲穴下三寸，属股动脉滋养范围，在内收长肌中段；走路或跑步时，内收肌群与股动脉有力者，两腿迈得开。肝经脉起始于大踇趾，为天，感应消化附属器官，与精神情绪相关。胃经脉的足三里在外犊鼻（膝窝）下三寸的胫骨上，外侧有腓骨，有胫骨前肌及控制四个脚趾的趾伸肌；足三里影响腓骨肌群、左右脚背与脚踝功能。第二、三趾属胃经脉，为地，感应消化器官；消化系统状况不良者，这两个脚趾甲颜色不好，或脚趾关节僵硬。

**肝脏组织结构**

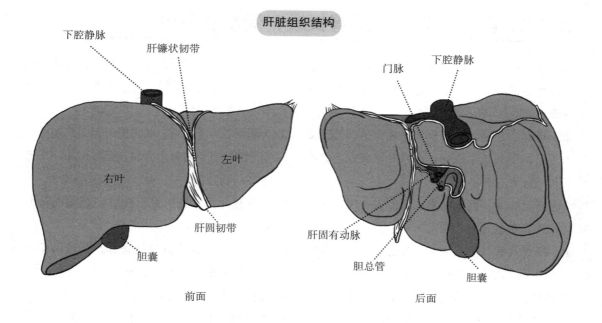

前面

后面

**✚ 知识补充站**

如何养护肝脏：

1.保持正常体重，最佳减重方法是均衡饮食加上规律运动。

2.远离可能受血液污染的器具，减少乙型、丙型肝炎传染。

3.注意饮食，不喝生水，不食海鲜，蛤、蚝等贝类，易感染甲型肝炎病毒。

5.不喝酒，酒精要经过肝脏进行代谢，酗酒会造成酒精肝。

6.不抽烟，烟和罹患肝癌有关。

7.不乱服药，药物都必须经过肝脏解毒。

8.成年人保证睡眠时间8小时，10点左右上床睡觉，不熬夜，凌晨1～3点钟进入深睡眠状态，是养肝血的最佳时间。

## 3-13　四十二难：人肠胃长短，受水谷多少

1. 胃大一尺五寸，径五寸，长二尺六寸，横屈受水谷三斗五升，其中常留谷二斗，水一斗五升。

2. 小肠大二寸半，径八分，分之少半，长三丈二尺，受谷二斗四升，水六升三合合之大半（三分之二合）。

3. 回肠大四寸，径一寸半，长二丈一尺，受谷一斗，水七升半。

4. 广肠大八寸，径二寸半，长二尺八寸，受谷九升三合八分合之一。

故肠胃凡长五丈八尺四寸，合受水谷八斗七升六合八分合之一。此肠胃长短，受水谷之数也。

5. 肝重四斤四两，左三叶，右四叶，凡七叶，主藏魂。

6. 心重十二两，中有七孔三毛，盛精汁三合，主藏神。

7. 脾重二斤三两，扁广三寸，长五寸，有散膏半斤，主裹血，温五脏，主藏意。

8. 肺重三斤三两，六叶两耳，凡八叶，主藏魄。

9. 肾有两枚，重一斤一两，主藏志。

10. 胆在肝之短叶间，重三两三铢，盛精汁三合。

11. 胃重二斤二两，纡曲屈伸，长二尺六寸，大一尺五寸，径五寸，盛谷二斗，水一斗五升。

12. 小肠重二斤十四两，长三丈二尺，广二寸半，径八分分之少半（三分之一分），左回迭积十六曲，盛谷二斗四升，水六升三合合之大半（三分之二合）。

13. 大肠重二斤十二两，长二丈一尺，广四寸，径一寸，当脐右回十六曲，盛谷一斗，水七升半。

14. 膀胱重九两二铢，纵广九寸，盛溺九升九合。

15. 口广二寸半，唇至齿长九分，齿以后至会厌，深三寸半，大容五合。

16. 舌重十两，长七寸，广二寸半。

17. 咽门重十两，广二寸半，至胃长一尺六寸。

18. 喉咙重十二两，广二寸，长一尺二寸，九节。

19. 肛门重十二两，大八寸，径二寸大半，长二尺八寸，受谷九升三合八分合之一。

横膈下的胃，接食道扩大呈J形管腔，从左侧肋骨下到肚脐，胃将消化物混合成食糜，暂时贮藏，食糜消化后，胃以适当时间间隔将食糜逐次、小量送往十二指肠；正常消化状况，胃约一分钟蠕动三次，十二指肠约一分钟蠕动二十次。

胃主司四肢，通过四肢与横膈的运动来养护胃；胃则提供消化物的营养素给四肢，互为依存。胃蠕动慢，喝水速度太快，会造

**小博士解说**

饮食时，大肠蠕动与胃、小肠互动，胃蠕动耗时较长，蠕动次数相对少；肠蠕动耗时较短，次数又多。胃的位置与形状不停在变化，空腔时大小像一根大香肠，吸气时横膈将胃向下压，呼气时横膈将胃向上拉提，规律持续进行运动可以养护胃。

成胃胀气。病人饮水多，必暴喘满。凡食少饮多，水停心下，甚者则悸，微者短气。

吃喝多、动的少，水分滞留在胃肠机会增大，则小肠不易吸收到新营养以补给肝脏和心脏；体内滞留多余水分，十二指肠无法正常供应营养给肝脏，乳糜管与胸导管无法正常提供营养给心脏，初期伤胃碍肠，日久妨碍肝脏代谢，也会影响心脏与肾功能。

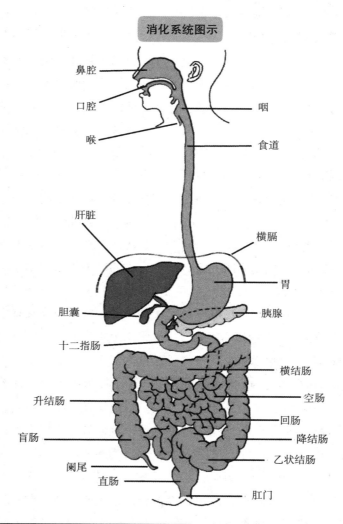

消化系统图示

# 3-14 四十三难：人不食饮，七日而死者

人胃中当有留谷二斗，水一斗五升，故平人日再至圊，一行二升半；日中五升，七日五七三斗五升，而水谷尽矣。故平人不食饮七日而死者，水谷津液俱尽，即死矣。

一般人不吃饭七天会死，不喝水三天会死。喝水情况下不吃饭约十天会饿死，身体好可撑约一个月，打点滴补充葡萄糖，能活过一年以上。不吃不喝存活，是靠体内物质分解，先是血液中的血糖，最后是脂肪与蛋白质等。印度修行者，不吃饭只喝水，最多可活四十多天。

《内经·生气通天论》："圣人传精神，服天气，而通神明。失之则内闭九窍，外壅肌肉，卫气散解，此谓自伤，气之削也。""平旦人气生，日中而阳气隆，日西而阳气已虚，气门乃闭。故暮而收拒，无扰筋骨，无见雾露，反此三时，形乃困薄。""五脏气争，九窍不通……春伤于风为洞泄，夏伤于暑，秋为痎疟；秋伤于湿，上逆而咳，发为痿厥；冬伤于寒，春必温病。"（1）味过于酸，肝气以津，脾气乃绝；（2）味过于咸，大骨气劳，短肌，心气抑；（3）味过于甘，心气喘满，色黑，肾气不衡；（4）味过于苦，脾气不濡，胃气乃厚；（5）味过于辛，筋脉沮弛，精神乃央。谨和五味，长有天命。

《金匮要略》"病腹满，发热十日，脉浮而数，饮食如故，厚朴七物汤。""腹中寒气，雷鸣切痛，胸胁逆满，呕吐，附子粳米汤。""痛而闭者，厚朴三物汤主之。"

厚朴七物汤（朴甘大枣枳桂姜）是厚朴三物汤（朴大枳）加桂枝汤去芍药，（1）腹满饮食如故，宜厚朴七物汤；（2）痛而闭者宜厚朴三物汤，是腹满又腹痛且便闭。同是腹满，证候不同，用药大不相同，厚朴三物汤只有三味药，治疗的证候较多；厚朴七物汤有七味药，治疗的证候针对腹满；厚朴七物汤可中长期服用，缓和生活压力，减少罹患疾病机会。厚朴三物汤之组成与小承气汤相同，针对腹满又有腹痛而便闭，可对症服用改善症状。此二方都是餐后疏解腹满的良方。

附子粳米汤（附夏甘枣粳）治"腹中寒气，雷鸣切痛，胸胁逆满，呕吐"，腹满或大便困难，按之不痛为虚；或是腹满时减，复如故为寒，当与温药。附子粳米汤与四逆汤是刺激肠道蠕动良方，二方餐前服用，可改善寒性胃胀气及初期胃肠蠕动不佳。腹中雷鸣切痛则宜用附子粳米汤。

**小博士解说**

幽门螺杆菌阳性的胃肠溃疡，治疗后常复发，一年内复发率高达70%。如果用预防溃疡药物维持治疗，一年内复发率可降低到10%~20%。现在临床治疗胃肠溃疡多消炎药加制酸剂并用，经此幽门螺杆菌除菌治疗后，多不需要维持疗法。时下生活紧张、压力大，胃肠疾病罹患率高，诊治方法日新月异，目前胃肠溃疡病例减少了，但是，胃食道反流病例却大幅增加。日本西医视半夏泻心汤为胃病圣药；但无论医药科技如何进步，调整生活习惯才是根本防治之道。

**太渊、经渠穴位图**

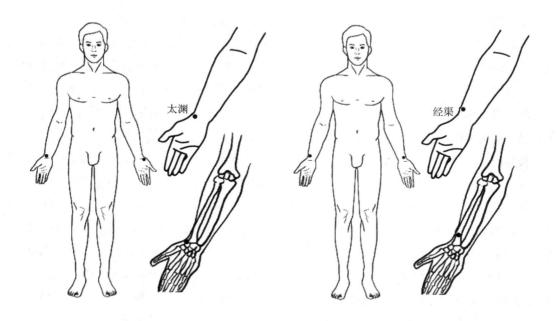

---

**✚ 知识补充站**

　　人体内有四块舟状骨，左右手的太渊穴、经渠穴及左右脚的然谷穴、照海穴位于其间。手有八块腕骨，近前臂的四块为手舟状骨、月状骨、三角骨、豌豆骨，接近掌骨的为大多角骨、小多角骨、头状骨、钩骨，排成两排，双手动能及活动手腕，全靠八块腕骨。脚踝骨有七块（胫骨远端是内踝，腓骨远端是外踝），第一至第三楔骨分别与第一至第三跖骨底相关节，骰骨在第四、五跖骨底之间，舟状骨与距骨（跟骨在距骨下面）再接上面的胫骨，人怎么走动，这些骨头都在记录。胫骨旁边有腓骨，腓骨有三块肌肉：腓骨长肌、腓骨短肌与第三腓骨肌。腓骨断了不会影响走路，但胫骨只要裂了，就得上石膏、拄拐杖。

## 3-15 四十四难：七冲门

1.唇为飞门；

2.齿为户门；

3.会厌为吸门；

4.胃为贲门；

5.太仓下口为幽门；

6.大肠小肠会为阑门；

7.下极为魄门（肛门），曰七冲门。

七冲门，分布在各部位的组织，如口腔"颈颌淋巴小结"、食道"食道上括约肌"、胃"食道下括约肌"及"食道静脉丛"、小肠"回盲瓣与淋巴小结"等，会受病变影响，造成不同症状。《图解金匮要略》治疗（上焦——会厌与贲门间）病证处方如下：

1.烦热胸中窒者，栀子豉汤。

2.烦按之心下濡，为虚烦，栀子豉汤。

3.虚烦不得眠，反复颠倒，心中懊憹，栀子豉汤。少气者栀子甘草豉汤。呕者栀子生姜豉汤。

《金匮要略》"中寒家"，喜打哈欠。肾气不足（下焦——阑门与魄门间）多打哈欠与喜嚏。脑脊液（任、督二脉）循环不畅，或有清淡的脑脊液从鼻孔渗出，眉头与额头呈青灰色者，晨醒喷嚏不断，多见于过敏性体质者及长期缺乏运动者，宜桂枝汤辈。下巴与鼻唇周围青灰色者，傍晚时分多疲累，不自觉打哈欠，宜肾气丸辈。

"中寒家"（中焦——贲门与幽门间）发热色和善嚏，呼吸道偏寒，多鼻窦黏膜过敏鼻涕出。初期鼻过敏宜小青龙汤辈，尤益发育期缺少运动的孩童，能助力脑部与肺部气血循环。"变蒸"（转大人）过程中常有轻度感冒现象，多肾功能虚弱，宜以肾气丸或当归生姜羊肉汤等调养，促进脑脊液（任、督二脉）循环，提升免疫功能。

"中寒"，下利是里虚，多肚中寒（痛），绕脐痛，宜附子粳米汤或四逆汤。心下痞，喷嚏打不出来，宜甘草泻心汤、生姜泻心汤与半夏泻心汤。饮食习惯不良造成胃胀、胃酸反流、口泛酸液、呕吐、吃不下、腹痛，或一至两种以上症状，宜调胃承气汤、小承气汤、大承气汤或大黄黄连泻心汤等。这些症状开始多因胃肠蠕动不良，胃的问题较多，先是若有若无的胸闷、心下痞闷，宜泻心汤辈；接着十二指肠或结肠部分会出问题，宜承气汤辈，此阶段都还属消化器官功能不良。若呕吐、吃不下、腹痛一并

**小博士解说**

心脏病胸痛，与消化功能不良所造成的胸闷、胸痛大不相同，食道性咽下困难，咽下时，胸骨后方有食物堵滞感觉，时而疼痛。食道咽下困难分器质病变机械性闭塞与机能障碍，机械性闭塞有食道癌、反流性食道炎、食道溃疡、食道憩室、食道异物等。机能的障碍是食道机能亢进或减弱，弥漫性食道痉挛会造成食道机能亢进，伴见胸痛为多；食道失弛缓症是贲门痉挛症与食道下端括约肌不松弛。紧张时，不断地咽下唾液，使得唾液量减少，造成咽喉部不舒服或堵塞感，也可能会有胸闷或胸痛的感觉。

出现，整个消化道与消化附属器官都有状况，甚至消化腺体与新陈代谢功能也出问题，不再是泻心汤类可见效；进入太阴病

"腹满而吐时腹自痛"，宜小陷胸汤、小柴胡汤、五苓散、理中丸或通脉四逆汤等。

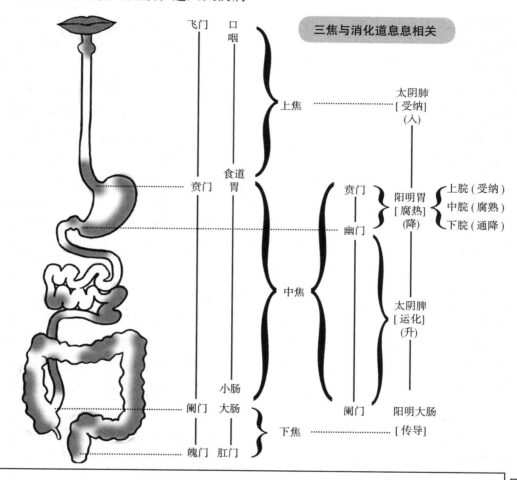

**三焦与消化道息息相关**

**✚ 知识补充站**

　　消化道从口腔到肛门，全长约7米，表面积约500平方米。上部消化道：食道、胃、十二指肠等进行消化吸收。下部消化道：空肠、回肠、大肠，加上周边脏器协同作业进行消化性排泄。

　　七门在三焦中，病变影响各部位重要的组织：上焦：飞门到吸门是口腔，最重要的是颈颌淋巴小结；吸门到贲门是食道，最重要的是食道上括约肌。中焦：贲门到幽门是胃，最重要的是食道下括约肌与食道静脉丛；幽门到阑门是小肠，包括十二指肠、空肠、回肠，最重要的是回盲瓣与淋巴小结。下焦：阑门到魄门是大肠，包括结肠、直肠，最重要的是直肠静脉丛。

## 3-16 四十五难：八会者

1.腑会太仓；

2.脏会季胁；

3.筋会阳陵泉；

4.髓会绝骨；

5.血会膈俞；

6.骨会大杼；

7.脉会太渊；

8.气会三焦外一筋直两乳内也。

热病在内者，取其会之气穴也。

《内经·刺疟》："骱酸痛甚，按之不可，名曰胕髓病，以镵针针绝骨出血，立已。"治病触、压诊小腿足少阴脉（太溪与大钟），及足阳明跗阳脉（冲阳与中封）之脉动为主，相关穴区冷热僵肿为辅，主诊原发性消化功能问题。诊胃经脉（足三里与上巨虚）与胆经脉（绝骨与光明），以相关穴区冷热僵肿为主，肌肤滑涩疮疹为辅，主诊继发性消化器官问题。

"以手掩肿上"触切诊（压按痛处），"热者为有脓，不热者为无脓"，脓或发炎或感染；"以手掩肿上"少阴脉与跗阳脉，少阴脉很虚弱或冰冷（不热者为无脓），是肾经与补养先天元气的问题，多虚寒，宜"静"休养与温热药方补养；跗阳脉不

稳或燥热者（热者为有脓），是胃经脉与后天中气问题，多湿热，宜清理之，若极虚弱需食饮温热补养之。八会穴、筋会阳陵泉与髓会绝骨，都属于足少阳胆经脉；通过阳陵泉与绝骨，大可改善肝胆淤滞与筋骨酸痛。足三里穴与阳陵泉穴皆反映胃经脉功能，绝骨穴与丘墟穴反映胆经脉功能。"以手掩肿上"，胃经脉区的小腿上半部（足三里穴区）较热，是胃经脉与消化器官问题，多是饮食方面失调，宜"动"保养肢体与药方养护。胆区的小腿下半部（绝骨穴区）较热，是胆经脉与消化附属器官问题，多是精神情绪方面有障碍，宜多娱乐、度假，搭配药方以解郁开心。

膈俞位于血气的枢纽处，上有心俞与督俞，下有肝俞，心主血，肝藏血，督俞通督脉，督脉监管脊椎造血。造血的骨髓主要分布在颅骨、胸骨、肋骨、脊椎、骨盆骨、长骨近端等，胸廓是产血量最多处，因呼吸运动不断地带动胸廓而造血。另外，膈俞往上为胸腔，有心俞、肺俞，往下为腹腔，有肝俞、胆俞、脾俞、胃俞，横膈是胸、腹腔的交界，也是最大的呼吸肌，前面连胸骨，侧面连肋骨，后面连腰椎骨，均连在造血的骨头上，藉由呼吸升降刺激骨髓生血。

**小博士解说**

针刺小腿外侧上部，或快走20~30分钟，可以活络腓肠肌与胫骨后肌，促进小隐静脉与大隐静脉回流至下腔静脉，改善六条足经脉循环，治疗跗蹶。胫胀是小腿后面腓肠肌群肿胀，是深部静脉栓塞症候群之一，可能演变成肺栓塞。《金匮要略》承山穴区是针砭"跗蹶"要穴；《内经·刺腰痛》用来治疗持重腰部扭伤疼痛。胫骨内的血液随着年龄增大而减少，《难经》八会穴中髓会绝骨，位于外踝上三寸，腓骨长肌区。承山穴区以胫骨为主，绝骨穴区、足三里穴区以腓骨为主。

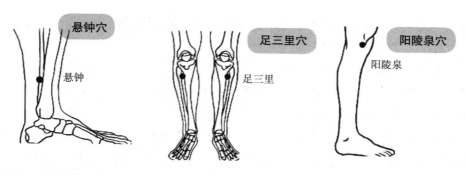

## 八会的相关穴及其特性

| 八会 | 穴名 | 穴位 | 特性及功能 |
|---|---|---|---|
| 腑 | 太仓（中脘穴） | 脐上四寸，属任脉，为胃经脉募穴 | 压诊胃，治上腹疼痛与胀气 |
| 脏 | 季胁（章门穴） | 大横穴外，平肚脐，第十一肋端，属肝经脉，为脾经脉募穴 | 压诊脾经脉与肾经脉（第十二肋端京门穴），治腰胁痛 |
| 筋 | 阳陵泉 | 膝下一寸外廉腓骨陷中，属足少阳胆经脉 | 压诊筋与骨屈伸状况的虚实 |
| 髓 | 绝骨（悬钟穴） | 足外踝尖上三寸，属足少阳胆经脉 | 压诊髓与骨状况的虚实，肝肾真阴的反应区 |
| 血 | 膈俞 | 第七胸椎下，两旁各一寸半，属足太阳膀胱经脉 | 压诊心经脉状况的虚实 |
| 骨 | 大杼穴 | 第一胸椎下，两旁各一寸半，属足太阳膀胱经脉 | 压诊脑与骨节状况虚实，肝经脉与督脉功能的反应区 |
| 脉 | 太渊穴 | 掌后陷中动脉，即寸口，属肺经脉 | 压诊血脉循环虚实，痛为实与血郁，舒痒为虚与血弱 |
| 气 | 三焦 | 膻中穴，两乳之间，在玉堂下一寸六分，属任脉 | 压诊呼吸宗气虚实，痛为实与气郁，舒痒为虚与气弱 |

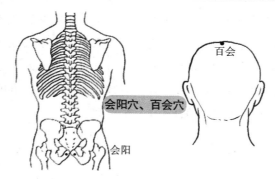

＋ **知识补充站**

　　《内经·骨空论》："鼠瘘寒热，还刺寒府，寒府在附膝外解荣，取膝上外者使之拜，取足心者使之跪"，寒府穴（即阳陵泉穴）在胫骨远端突出下缘凹陷处，覆盖此穴区的胫骨前肌、第三腓骨肌等肤表越枯涩灰黯者，肢体关节越僵滞，多见于长期过劳者。

# 3-17 四十六难：老人卧不寐少壮寐不寤

**老人卧而不寐，少壮寐而不寤者，何也？**

1. 少壮者，血气盛，肌肉滑，气道通，荣卫之行不失于常，故昼日精，夜不寤也。

2. 老人血气衰，肌肉不滑，荣卫之道涩，故昼日不能精，夜不得寐也。故知老人不得寐也。

《内经·营卫生会》："壮者之气血盛，其肌肉滑，气道通，营卫之行不失其常，故昼精而夜瞑。老者之气血衰，其肌肉枯，气道涩，五脏之气相搏，其营气衰少而卫气内伐，故昼不精，夜不瞑。"自主神经是周围神经的一部分，不受意志控制，压力过大无法释放时，自主神经会失调，需由间脑释放大量的脑内激素来修复。

晨起压力会造成促肾上腺皮质激素（Adrenocorticotropic Hormone，ACTH）分泌增加。晨醒即有规律的活动和运动，这种良性压力会使ACTH分泌随之增加，一旦进入血液，心跳和血压立即增加、专注力上升，更加清醒，肌肉更有力量。当身体处于活动状态，交感神经紧张时，心跳加速、血压上升、血液中蛋白质浓度升高，ACTH分泌增加，对蛋白质需求量也增大。同时，ACTH会升高血糖，增加热量供给，使身体活动容易。

维生素C是形成ACTH所需来源之一，熬夜或睡眠不足者，蛋白质和维生素C的消耗量特别大，要补充更多。少壮者营养吸收好，修复快，脑内的褪黑激素让少壮者睡得更好，血清素令人心情愉悦。老人则因气血日衰，充分的活动与增加蛋白质和维生素C的摄取，方是助眠首要之务。

至于心理紧张的压力，直接影响ACTH分泌，长期未疏解，其分泌机能会衰退。再者，脑中的视交叉上核影响ACTH分泌周期，ACTH整天不规则分泌，血浆的肾上腺皮质激素（又称压力激素）随之升降。通常在清晨肺经脉时辰（上午三~五时）分泌最频繁，傍晚肾经脉时辰（下午五~七时）分泌最稀疏。年龄越大，肾上腺皮质醇（死亡激素）分泌越多，且不易降低。年轻人与健壮老人，肾上腺皮质醇在压力消除后几小时内可下降到正常水平，不吃药可自愈；老弱者却需要好几天，此时补充睡眠与营养同等重要。

**小博士解说**

三焦经脉内关穴及胃经脉头维穴区，从青筋（静脉）出现的情形可看出心情状态（内关穴）与情绪低落程度（头维穴）。内关穴在掌内侧腕横纹上二寸，在桡骨与尺骨缝隙中，此处为屈指深肌，揉压可稳定心悸与恐慌，改善初期失眠症。头维穴浮现静脉，心情一定不好。头维穴在额角发际上五分处，分布有第五对脑神经三叉神经，控制颞肌、咬肌及翼内肌等，咬紧牙关不放松的积极态度，会促使ACTH分泌增加；反之，咬牙切齿恨得牙根痒痒，或生活麻木不仁，ACTH分泌机能会衰退，颞骨会日渐塌陷，日久失智机率越大。

神经系统

- 中枢神经
- —— 末梢神经

脑 } 脊髓

2. 判断·指令

中枢神经

3. 运动神经

1. 感觉神经

末梢神经

间脑
中脑
脑桥
小脑
延髓
脊髓

大脑

1. 和 3. 信息传达

躯体神经 —— 脑神经
—— 脊神经

交感神经 ——
副交感神经 —— 自主神经

视交叉上核在脑内位置关系图

光

感应光线，从视网膜传达信号给脑，及调整生理时钟。

大脑

下丘脑
间脑
丘脑
松果体
中脑脑桥
小脑
脑下垂体
延髓
视交叉上核
（生理时钟中枢）

**✚ 知识补充站**

生理时钟基因决定睡与醒的循环，是地球上所有生命核心组织原则。褪黑激素是一种能帮助身体休息整个晚上的激素，在大脑松果体里制造，告诉身体到晚上了，该睡觉了。白天褪黑激素由光线抑制，晚上会流入血液，若处于亮光或蓝光下，会抑制褪黑激素释放，让我们醒着。

# 3-18　四十七难：人面独能耐寒

**人面独能耐寒者，何也？**

**1.人头者，诸阳之会也。**

**2.诸阴脉皆至颈、胸中而还（肝经脉除外），独诸阳脉皆上至头耳，故令面耐寒也。**

《内经·邪气藏府病形》："首面与身形也，属骨连筋，同血合于气耳。天寒则裂地凌冰，其卒寒或手足懈惰，然而其面不衣。十二经脉，三百六十五络，其血气皆上于面而走空窍，其精阳气上走于目而为睛，其别气走于耳而为听，其宗气上出于鼻而为臭（嗅），其浊气出于胃，走唇舌而为味。其气之津液，皆上熏于面，而皮又厚，其肉坚，故天气甚寒，不能胜之也。"

《内经·经脉》："胃足阳明之脉，起于鼻之交頞中，旁纳太阳之脉，下循鼻外，入上齿中，还出挟口环唇下，交承浆，却循颐后下廉，出大迎，循颊车，上耳前，过客主人，循发际至额颅。""肝足厥阴之脉，……上贯膈，布胁肋，循喉咙之后，上入颃颡，连目系，上出额，与督脉会于巅。""膀胱足太阳之脉，起于目内眦，上额交巅。"胃之额颅，肝之额、巅，膀胱之巅，皆是十二经脉循行在头部最重要的部位；于此，头上五行之分布互为生息，展现于《内经》相关诊治上最为经典。

脾足太阴、肾足少阴、肝足厥阴三阴经

脉，主要是神经传入大脑与静脉回流身体的循行路线。足阳明胃经、足太阳膀胱经、足少阳胆经三阳经脉，主要是神经传出与动脉输送的循行路线，以上都属脚部的经脉。从足三阴、三阳经脉的循行路线，了解到静脉、动脉走向，可知道为何人面独能耐寒。

《内经·邪气藏府病形》："面热者足阳明病，鱼络血者手阳明病（降结肠），两跗之上脉坚陷者，足阳明病（升结肠），此胃脉也。（1）大肠病者，肠中切痛而鸣濯濯。冬日重感于寒即泄，当脐而痛，不能久立，与胃同候，取巨虚上廉。（2）胃病者，腹膜胀，胃脘当心而痛，上肢两胁，膈咽不通，食饮不下，取之三里也。（3）小肠病者，小腹痛，腰脊控睾而痛，时窘之后，当耳前热。若寒甚，若独肩上热甚，及手小指次指之间热，若脉陷者，此其候也。手太阳病也，取之巨虚下廉。（4）三焦病者，腹气满，小腹尤坚，不得小便，窘急，溢则水留，即为胀。候在足太阳之外大络，大络在太阳少阳之间，亦见于脉，取委阳。（5）膀胱病者，小腹偏肿而痛，以手按之，即欲小便而不得，肩上热，若脉陷，及足小指外廉及胫踝后皆热，若脉陷，取委中央。（6）胆病者，善太息，口苦，呕宿汁，心下澹澹，恐人将捕之，嗌中吤吤然数唾，在足少阳之本末，亦视其脉之陷下者灸

**小博士解说**

颈内、外动脉正常交会处为眼内眦；膀胱经脉起于目内眦，是指目内眦周围区域。胃经脉起于鼻之交頞中，旁纳太阳之脉，也是泛指整片区域。动脉从颈外动脉上"头部"，直接从邻旁的颈外静脉下来；颈内动脉从颈部与脸内部进到"眼睛"上到"脑部"。努力运动、频繁动脑，颈内动脉发达，额头及眼睛都会发亮，满面春光；疏于运动、懒得动脑，颈内动脉退化速度快于年龄，脸色灰土。由此可知，努力运动、频繁动脑者，颈内动脉与颈外动脉更富弹性、更发达，其颜面也更能耐寒。

之，其寒热者取阳陵泉。"

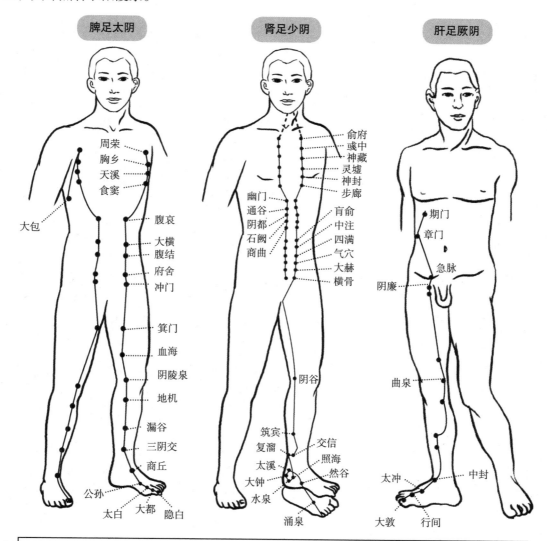

**✚ 知识补充站**

　　成人的大脑约重1500克，约占体重的2.5%，大脑氧耗量占全身总耗氧量的1/4。它不能片刻缺血、缺氧，仅缺氧几秒钟就会引起头晕、眼前发黑，甚至晕厥、危及生命。另外，脑细胞不断减少是记忆力减退的原因之一。长期坐办公室者活动量少，记忆力减退常因室内空气含氧量低，可见户外活动很重要。

　　静脉栓塞不只发生在下肢或腹腔，脑部栓塞更是致命伤；下肢或腹腔静脉的栓子，日久将会影响及脑部，造成栓塞。上矢状窦栓塞，可能引起头痛、单侧脚偏瘫、或双肢偏瘫；栓塞若在下矢状窦，可能引起眼睛失明。

# 第四章

# 疾病：四十八至六十一难

4-1　四十八难：人有三虚三实

4-2　四十九难：正经自病与五邪所伤

4-3　五十难：五邪之别

4-4　五十一难：脏腑病证之别

4-5　五十二难：脏腑发病根本不等

4-6　五十三难：七传者死与间脏者生

4-7　五十四难：脏病难治与腑病易治

4-8　五十五难：积聚之别

4-9　五十六难：五脏之积

4-10　五十七难：五泄

4-11　五十八难：伤寒有五

4-12　五十九难：狂癫之别（参考二十难）

4-13　六十难：头心病之厥痛与真痛

4-14　六十一难：望闻问切与神圣工巧

# 4-1 四十八难：人有三虚三实

人有三虚三实，何谓也？

有脉之虚实，有病之虚实，有诊之虚实。

1. 脉之虚实者，濡者为虚，紧牢者为实。

2. 病之虚实者，出者为虚，入者为实；言者为虚，不言者为实；缓者为虚，急者为实。

3. 诊之虚实者，濡者为虚，牢者为实；痒者为虚，痛者为实；外痛内快，为外实内虚；内痛外快，为内实外虚。故曰虚实也。

《内经·玉机真藏论》："虚实以决死生，五实死，五虚死。"视其脉之虚实，观其病之虚实，察其诊之虚实。脉之虚实，诊脉知疾病走向；病之虚实，诊查病状发展情形；诊之虚实，依证诊治运行情形；导引、吐纳、针灸、膏摩，由外而内，通畅五脏元真。

《金匮要略》言及，人禀五常，因风气而生长，风气能生万物，亦能害万物。五脏元真通畅，人即安和。千般灾难，不越三条：一为内因，经络受邪入脏腑；二为外中，四肢九窍，血脉相传，壅塞不通；三为非内非外，房室、金刃、虫兽所伤。人能养慎，不令邪风干忤经络，适中经络，未流传腑脏，即医治之。四肢才觉重滞，即导引、吐纳、针灸、膏摩，勿令九窍闭塞；更能无犯王法、禽兽灾伤，房室勿令竭乏，服食节其冷、热、苦、酸、辛、甘，不遗形体有衰，病则无由入其腠理。慢性生活惯病，都是邪中或湿中，久而久之，新陈代谢症候群、脑心血管疾病、不孕症、性功能障碍等，随之出现。

《内经·邪气藏府病形》言及，邪中身半以上，湿中身半以下。邪之中人，中于阳则溜于经，诸阳之会，皆在于面，中于面则下阳明，中于项则下太阳，中于颊则下少阳，中于膺背两胁，亦中其经，故中阳则溜于经，中于阴则溜于府。中于阴者，从臂胻始，臂、胻、胸腹皮薄肉淖泽，俱受于风，独伤其阴，身之中于风，不必动藏，故邪入阴经，则其藏气实；邪气入不能客，故还之于府，故中阴则溜于府。阴与阳异名同类，上下相会，经络之相贯，如环无端。临床诊治，中于阳则溜于经，以导引、吐纳、针灸、膏摩治疗之。中于阴则溜于府，以饮食调理养护之。阴与阳如环无端，中于阳又中于阴，则整合导引、吐纳、针灸、膏摩与饮食调理养护。

**小博士解说**

《伤寒论》"柴胡加龙骨牡蛎汤"治越动越痛的实证，肢节疼痛，因动脉的血液输送不良造成的疼痛是越动越痛。"柴胡桂枝汤"治越动反而较为不痛的虚证，肢节疼痛，静脉的疼痛是越动越不痛。外痛内快为外实内虚，则越动越不痛；内痛外快为内实外虚，所以越动越痛。这也就是临床上辨证虚实的要领之一。

**虚实脉象病证及诊断**

| 脉象 | 病证 | 诊断 |
|---|---|---|
| 虚：濡<br>实：紧牢 | 虚：出、言、缓<br>实：入、不言、急 | 虚：濡、痒、外痛内快——外实内虚<br>实：牢、痛、内痛外快——内实外虚<br><br>病之处所：知痛实，痒，非实<br>外痛内快：邪盛在外<br>内痛外快：邪盛在内<br>邪气盛则实，精气夺则虚 |

**病之虚实与辨证**

| 虚实 | 病证 |
|---|---|
| 出者为虚，入者为实 | 五脏自病，由内而之外，是内伤。五邪所伤，由外之而内，是外伤 |
| 言者为虚，不言者实 | 五脏自病，不由外邪，故惺惺不妨于言。人之邪气内郁，故昏乱而不言 |
| 缓者为虚，急者为实 | 不急。言内之出者，徐徐而迟，非一朝一夕之病。外邪所中，风寒温热等病，死生在五六日之间 |

**五实死与五虚死**

| 虚实 | 死证 | 活证 |
|---|---|---|
| 五实 | 脉盛，皮热，腹胀，前后不通，闷瞀 | 浆粥入胃，泄注止，则虚者活。身汗得后利，则实者活（死证越多，死亡率越高；反之，存活率越高） |
| 五虚 | 脉细，皮寒，气少，泄利前后，饮食不入 | |

**✚ 知识补充站**

　　《金匮要略》"导引、吐纳、针灸、膏摩，勿令九窍闭塞"，强化自主神经系统的运行能力，当压力过大产生紧急状况时，交感神经负责判断要"面对"或"躲避"；而副交感神经则是负责"休息"和"消化"以养精蓄锐。吐，呼气速度慢似龟息，调节副交感神经休息功能，让静脉血完整回流心脏；纳，吸饱气似蛇吞象，充实交感神经活动功能，让心脏动脉循环更顺畅。

　　自主神经系统属于周围神经系统，自主神经系统控制体腔的器官和肌肉。我们无法察觉自主神经系统的运行，它是通过非潜意识主控作业。我们感觉不到血管管径的变化或心跳加快，但是，可藉由训练得以控制诸如心跳、血压一类的自主神经运行。

## 4-2  四十九难：正经自病与五邪所伤

有正经自病，有五邪所伤，何以别之？

1. 五正经自病。

（1）忧愁思虑则伤心。

（2）形寒饮冷则伤肺。

（3）恚怒气逆，上而不下则伤肝。

（4）饮食劳倦则伤脾。

（5）久坐湿地，强力入水则伤肾。是正经之
　　自病也。

2. 五邪所伤。（1）中风。（2）伤暑。（3）饮食
　劳倦。（4）伤寒。（5）中湿。

3. 假令心病。

（1）中风其色当赤。肝主色，自入为青，入
　　心为赤，入脾为黄，入肺为白，入肾为
　　黑。肝为心邪，故知当赤色，其病身
　　热，胁下满痛，其脉浮大而弦。

（2）伤暑当恶臭。心主臭，自入为焦臭，入
　　脾为香臭，入肝为臊臭，入肾为腐臭，
　　入肺为腥臭。故知心病伤暑得之也，当
　　恶臭，其病身热而烦，心痛，其脉浮大
　　而散。

（3）饮食劳倦当喜苦味，虚为不欲食，实为
　　欲食。脾主味，入肝为酸，入心为苦，
　　入肺为辛，入肾为咸，自入为甘。脾邪
　　入心，为喜苦味也，其病身热而体重嗜
　　卧，四肢不收，其脉浮大而缓。

（4）伤寒当谵言妄语。肺主声，入肝为呼，
　　入心为言，入脾为歌，入肾为呻，自入
　　为哭。故知肺邪入心为谵言妄语也，其
　　病身热，洒洒恶寒，甚则喘咳，其脉浮
　　大而涩。

（5）中湿当喜汗出不可止。肾主液，入肝为
　　泣，入心为汗，入脾为涎，入肺为涕，自
　　入为唾。故知肾邪入心，为汗出不可止
　　也，其病身热而小腹痛，足胫寒而逆，其
　　脉沉濡而大。

　　心病之因：（1）中风，肝赤，脉浮大而
弦；（2）伤暑，心臭，脉浮大而散；（3）
饮食劳倦，脾味，脉浮大而缓；（4）伤寒，
肺声，脉浮大而涩；（5）中湿，肾液，脉沉
濡而大。五邪的脉皆有大脉，只有（5）中湿
是沉脉，其他都是浮脉。

　　《内经·邪气藏府病形》心脉反映心经
脉自经病："脉之缓急、小大、滑涩之病
形，五脏之病变。"

　　心脉（1）急甚者为瘛纵；微急为心痛
引背，食不下。（2）缓甚为狂笑；微缓为
伏梁，心下，上下行，时唾血。（3）大甚
为喉吤，微大为心痹引背，善泪出。（4）
小甚为善哕，微小为消瘅。（5）滑甚为善
渴；微滑为心疝引脐，小腹鸣。（6）涩甚
为瘖；微涩为血溢，维厥，耳鸣，癫疾。

　　忧愁思虑伤心，形寒饮冷伤肺，恚怒气
逆伤肝，饮食劳倦伤脾，久坐湿地伤肾，是
正经五伤自病，是自我内伤造成的慢性疾病
主因，日久小病渐渐加重，如果不理不睬，
难免大病一场，及时改善生活习惯，有机会
获得再生。临床上，即使只是蛛丝马迹，为
医者亦当掌握治未病之契机。

**小博士解说**

　　《内经·论疾诊尺》论及"审其尺之缓急小大滑涩，肉之坚脆，而病形定矣"及"耳间青脉
起者掣痛"，"尺"泛指全身肌肤，针砭脚部穴位，立刻改善脚部静脉循环，进而改善胸腔与头
面疾病。脚趾末端与脚趾背侧静脉延伸成为脚背侧静脉，再与来自脚底的静脉汇合，形成两脚背
静脉弓与脚背静脉网。

**五脏自病与五邪之伤**

| 五脏 | 五脏自病原因 | 五脏所主 | 五邪入侵 | 五邪之伤 |
|---|---|---|---|---|
| 肝 | 恚怒气逆，上而不下 | 主怒 | 中风 | 木也，喜伤肝 |
| 心 | 忧愁思虑 | 主思虑，君子之官 | 伤暑 | 火也，喜伤心 |
| 脾 | 饮食劳倦 | 主饮食及四肢 | 饮食劳倦 | 土爱稼穑，脾主四肢 |
| 肺 | 形寒饮冷 | 主皮毛，而在上，是为嫩脏 | 伤寒 | 金气也，喜伤肺 |
| 肾 | 久坐湿地，强力入水 | 主骨属水 | 中湿 | 水也，喜伤肾，雾雨蒸气类 |

**五邪之伤与正经自病**

| 五邪 | 脏属 | 所主 | 邪入之症 | 脉象 | 病证 | 正经自病 |
|---|---|---|---|---|---|---|
| 中风 | 肝邪 | 色 | 色赤 | 浮大弦 | 身热，胁下满痛 | 怒气不下伤肝 |
| 伤暑 | 心邪 | 臭 | 恶臭 | 浮大散 | 身热而烦、心痛 | 忧愁思虑伤心 |
| 饮劳 | 脾邪 | 味 | 喜苦味 | 浮大缓 | 身热体重嗜卧，四肢不收 | 饮食劳倦伤脾 |
| 伤寒 | 肺邪 | 声 | 谵言妄语 | 浮大涩 | 身热洒洒恶寒、喘咳 | 形寒饮冷伤肺 |
| 中湿 | 肾邪 | 液 | 汗出不止 | 沉濡大 | 身热小腹痛、足胫寒而逆 | 久湿强水伤肾 |

**✚ 知识补充站**

脚背侧静脉弓与静脉网内侧的血流，汇集成脚内侧边缘静脉，形成大隐静脉：

1.中风得之为虚邪，治肾经脉为主，取太溪、照海穴。

2.中湿得之为贼邪，治肝经脉为主，取行间、太冲穴。

脚背侧静脉弓与静脉网外侧部血液，汇集成外侧边缘（膀胱经脉的昆仑、申脉穴为主）静脉，形成小隐静脉：

1.伤寒得之为微邪，治膀胱经脉为主，取承山、委中穴。

2.饮食劳倦得之为实邪，治胃经脉为主，取足三里、上巨虚穴。

3.伤暑得之为正邪，治胆经脉为主，取外丘、光明穴。

从大隐静脉与小隐静脉延伸成深层的血液迂回路，流入腹股沟与腹股沟淋巴结合区合流；五邪入侵之伤，都会显现在以上穴区。

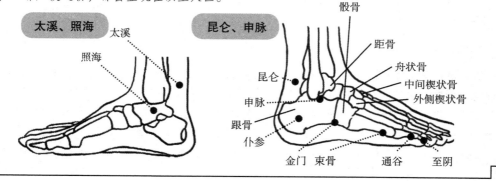

## 4-3 五十难：五邪之别

1.病有虚邪，有实邪，有贼邪，有微邪，有正邪，何以别之？

（1）从后来者为虚邪，

（2）从前来者为实邪，

（3）从所不胜来者为贼邪，

（4）从所胜来者为微邪，

（5）自病者为正邪。

2.假令心病。

（1）中风得之为虚邪（从后来者为虚邪），

（2）伤暑得之为正邪（自病者为正邪），

（3）饮食劳倦得之为实邪（从前来者为实邪），

（4）伤寒得之为微邪（从所胜来者为微邪），

（5）中湿得之为贼邪（从所不胜来者为贼邪）。

心病中湿得之为贼邪（从所不胜来者为贼邪），暑湿风寒杂感，寒热迭作，表证正盛，里证复急，腹不和而滞下者，此内伤水谷之酿湿，外受时令之风湿，中气不足，又气为湿伤，内外俱急，活人败毒散主之。活人败毒散可以改善易感冒的过敏体质，调整自身免疫系统失调；同时，舒缓用眼过度之眼涩眼痛、四肢疼痛、颈背酸痛等缺乏运动之久坐上班族常见的症状。心病饮食劳倦得之为实邪（从前来者为实邪），保和丸可改善消化吸收不良的体质，帮助发育中学童之消化吸收，以及改善过劳族饮食习惯不良，常暴饮暴食或饮食营养不均衡造成之症状。活人败毒散、保和丸是保健常用方，长期调理者以散剂与丸剂较合宜。活人败毒散多餐前服用，养护膀胱经脉；保和丸多餐后服用，养护胃经脉。

《内经·热论》强调在"少愈"（稍微痊愈）之际，不在受病之初，要有"热病禁食"的概念。《伤寒论》则强调"桂枝汤食粥却病"与"禁食重浊肥腻"的调养观念。"淡薄滋味，如何可以恣食，与邪气团成一片，病久不解耶！……患伤寒之人知饿而思食，是不死之证；病人知饿，病机尚浅，医者助胃气，捍外侮，则愈，故云不死，若不饿则重矣。医者顺水推舟则愈……。"

《内经·阴阳应象大论》："喜怒不节，寒暑过度，生乃不固。"内心情志放肆于喜、怒、忧、思、悲、恐、惊，肢体放置于风、寒、暑、湿、燥、热，不知节制调适，必伤生命。

**小博士解说**

《内经·疏五过论》："凡欲诊病者，必问饮食居处，暴乐暴苦，始乐后苦，皆伤精气。精气竭绝，形体毁沮。暴怒伤阴，暴喜伤阳，厥气上行，满脉去形。愚医治之，不知补泻，不知病情，治之二过。"临床诊治关键：（1）中风得之为虚邪，足厥阴经脉的行间穴、太冲穴；（2）伤暑得之为正邪，胆经脉的外丘穴、光明穴；（3）饮食劳倦得之为实邪，足阳明经脉的足三里穴、上巨虚穴；（4）伤寒得之为微邪，足太阳经脉的承山穴、委中穴；（5）中湿得之为贼邪，足少阴经脉的太溪穴、照海穴。

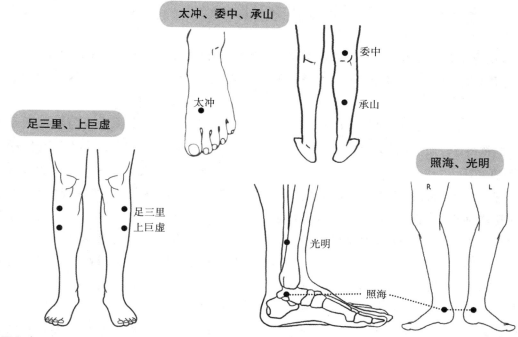

五邪之病

| 五邪 | 邪之来源 | 症状 | 五行 |
|------|----------|------|------|
| 虚 | 后来者 | 生我者体，气虚。中风 | 火前木后 |
| 实 | 前来者 | 我生者相，气方实。饮食劳倦 | 土前火后 |
| 贼 | 所不胜来 | 中湿 | 水克火 |
| 微 | 所胜来 | 伤寒 | 火胜金 |
| 正 | 自来者 | 本经自病。伤暑 | 火自病 |

**✚ 知识补充站**

　　《内经·邪气藏府病形》："邪中身半以上，湿中身半以下"，湿中身半以下如大黄附子汤（下肢与排泄），邪中身半以上如桂枝去芍药加麻辛附子汤（上肢与呼吸）。

　　《金匮要略》第10章之腹满寒疝："胁下偏痛，脉紧弦，寒也，温药下之，宜大黄附子汤，如人行4、5里（约一小时）服一次。"大黄附子汤的附子剂量是麻黄附子细辛汤与麻黄附子汤的3倍，大黄附子汤（大黄、附各1.2克，细辛0.6克）可治肝气不舒，胁下疼痛，助益肝门静脉与下腔静脉循环；麻黄附子甘草汤帮助肝动脉循环；麻黄附子细辛汤帮助肝静脉循环。三汤方都对肝脏与肾脏气血循环有影响，对证下药，养益相关经脉脏腑，减少罹患大病机率。第15章之桂枝去芍药加麻辛附子汤，治心下坚大如盘，有桂枝汤与麻黄细辛附子汤合方之意，改善食道下括约肌、横膈和胃的功能。

## 4-4 五十一难：脏腑病证之别

1.病有欲得温者，有欲得寒者，有欲得见人者，有不欲得见人者，而各不同，病在何脏腑？

（1）病欲得寒，而欲见人者，病在腑；

（2）病欲得温，而不欲见人者，病在脏。

2.何以言之？

（1）腑者阳也，阳病欲得寒，又欲见人；

（2）脏者阴也，阴病欲得温，又欲闭户独处，恶闻人声。故以别知脏腑之病。

病有欲得温与欲得寒之异，不同于体质寒热，并有脏腑偏胜所致体况寒热差异。欲得寒又欲见人者，病在腑；嗜食饮冰冷寒凉，胃热。欲得温且不欲见人者，病在脏；嗜食饮温热辛辣，肠寒。

"病痉"是太阳证，与肢体活动相关。"血虚汗出"导致神经系统与呼吸系统出现状况，免疫力随之降低，容易感冒、发烧、咳嗽、肢节疼痛，肌肉方面的血液循环不通畅，尤其是膀胱经脉问题多，出现头痛、颈肩酸疼、脊背疼痛等。"病痉"服药与针灸治疗的时间主要是在白天，中午尤其适合；"腰以上肿，当发汗乃愈"，宜桂枝汤、葛根汤、柴胡桂枝汤等，诊治要穴为风府穴与风池穴，针灸反应最强烈，效果也最快、最明显。

"病郁冒"是少阳证，与脑部活动有关。"亡血复汗多寒"以血液循环问题为主，体虚气弱，头晕目眩，多为胆经脉问题，头晕痛、胸胁疼痛、脚踝酸疼等。"病郁冒"服药与针灸治疗的时间主要是中午以前，尤其是清晨；"腰以下肿，当利小便"，宜小柴胡汤、五苓散、真武汤，诊治要穴为期门穴与太冲穴，针灸反应最强烈，效果最明显。

"病大便难"是阳明证，与饮食营养方面有关。"亡津液胃燥"以消化系统问题为主，胃肠蠕动不良，烦躁发热，多是胃经脉问题，脸色难看、咽喉疼痛、胸闷腹胀、脚背疼痛，大便困难。服药与针灸治疗的主要时间是中午以后，尤以傍晚为佳，"诸黄者，猪膏发煎导之"，宜大柴胡汤、大承气汤、半夏泻心汤，诊治要穴为曲池穴与足三里穴，以针灸反应最强烈，疗效最明显。

**小博士** 解说

临床上，新产妇与三阳证欲解时辰，一日气温变化，日中热，半夜寒，是身体正常的感应。

《金匮要略》"新产妇血虚，多汗出，喜中风，病痉。亡血复汗，寒多，郁冒。亡津液，胃燥，大便难。"新产妇有三病，从三阳证欲解时辰观之，少阳证欲解时辰（3：00—9：00）清晨多病郁冒（头脑），太阳证欲解时辰（9：00—15：00）正午多病痉（肢体），阳明证欲解时辰（15：00—21：00）多病大便难（排泄）。三病之"汗出"、"复汗"、"亡津液"，如满头大汗、汗流浃背之为病，归根于汗者为血之液；最养生的状态是服桂枝汤后吃热稀粥和覆汗，令微汗出的效果。

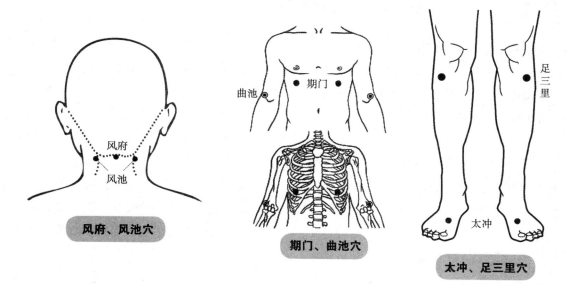

风府、风池穴

期门、曲池穴

太冲、足三里穴

**病欲得寒欲见人与病欲得温不欲见人**

| 症状 | 《难经》 | 临床 | 诊治穴位 | 代表药方 |
|---|---|---|---|---|
| 病欲得寒而欲见人 | 病在腑，阳也；阳病欲得寒，而欲见人 | 腑为阳，阳病热有余，寒不足，饮食衣服居处，皆欲就寒，阳主动而应乎外，欲得见人 | 足三里 | 三黄泻心汤 |
| 病欲得温不欲见人 | 病在脏，阴也；阴病欲得温，欲闭户独处，恶闻人声 | 脏为阴，阴病寒有余，热不足，饮食衣服居处，皆欲就温，阴主静而应乎外，欲闭户独处，而恶闻人声 | 太冲 | 真武汤 |

**➕ 知识补充站**

　　《内经·经脉》欲得寒又欲见人者，病在腑，欲得温且不欲见人者，病在脏，是大原则。胃气盛则"身以前皆热"，气不足则"身以前皆寒栗"，是临床辨证要领。

　　1.胃足阳明之脉："是动则病洒洒振寒，善呻数欠，颜黑，病至则'恶人与火'，闻木声则惕然而惊，心欲动，独闭户塞牖而处。甚则欲上高而歌，'弃衣而走'，贲响腹胀，是为骭厥，是主血所生病者，狂疟温淫汗出，鼽衄，口喎唇胗，颈肿喉痹，大腹水肿，膝膑肿痛，循膺、乳、气街、股、伏兔、骭外廉、足跗上皆痛，中指不用；气盛则'身以前皆热'；其有余于胃，则消谷善饥，溺色黄；气不足则'身以前皆寒栗'，胃中寒则胀满。"

　　2.肾足少阴之脉："是动则病饥不欲食，面如漆柴，咳唾则有血，喝喝而喘，坐而欲起，目如无所见，心如悬，若饥状；气不足则'善恐，心惕惕如人将捕之'，是为骨厥。是主肾所生病者，口热舌干，咽肿，上气，嗌干及痛，烦心心痛，黄疸肠澼，脊股内后廉痛，痿厥嗜卧，足下热而痛。"

## 4-5  五十二难：脏腑发病根本不等

脏腑发病，根本等不？不等也。其不等奈何？

1.脏病者，止而不移，其病不离其处。

2.腑病者，仿佛贲响，上下行流，居处无常。

故以此知脏腑根本不同也。

控制消化道的副交感神经"刺激"肠道神经系统（ENS）的神经元，使其活化，消化道的分泌与蠕动随之亢进。控制消化道的交感神经"抑制"肠道神经系统的神经元，消化道的分泌与蠕动随之低下。肠道疾病与自主神经系统功能失调互为因果，"朝食暮吐成为胃反"与"胃中虚冷反吐"都有肠道神经系统神经元是否活化的问题，呕吐与下利也一样。临床上诊治，胃经脉募穴中脘穴很重要，此外，要压按比较大肠经脉募穴右天枢、左天枢的疼痛反应，天枢穴区反映所属肠道运行情况，右天枢是虚证，宜补；左天枢是实证，宜泻。腑病者，仿佛贲响，上下行流，居处无常，要检视右天枢及左天枢。脏病者，止而不移，其病不离其处，会反映在五脏所属的各经脉募穴，压按检视其疼痛反应以确诊。

《金匮要略》："（1）呕家有痈脓，不可治呕，脓尽自愈。（2）呕家本渴，今反不渴者，心下有支饮。（3）脉数为热，当消谷引食，而反吐者，胃中虚冷。（4）脉弦者虚，胃气无余，朝食暮吐，变为胃

反。"以上都是腑病，上下行流，居处无常，令咽、胸腹壁与肠道等部位受刺激，诱发呕吐。

"呕家有痈脓"是体内痈脓，或异物在上食道部分，"吐之"是必要的。若痈脓或异物不在上食道，就不可以"吐之"来治呕，让脓自尽而愈，或汗之或下之以愈。"脓尽自愈"需要一段疗程调理，部分病例即使使用最强效抗生素也无效；因此，调理饮食与作息是"脓尽自愈"的最佳疗法。

"病人脉数，而反吐者，胃中虚冷"，胃正常每分钟蠕动3~5次，此徐缓的蠕动P波，呕吐时会停止，并出现逆行性收缩蠕动波向口腔侧传导，令肠道内容物从口腔排出。胃中虚冷者胃每分钟蠕动低于2~3次，常并见幽门痉挛或窄缩而脉数，出现消谷不良而食反。食物入胃，通常一小时内都在胃底，主要靠口腔唾液酶帮助消化，食后一小时内反胃，多为食道与胃的问题。食物入胃后能否消化良好，饮食内容物最为重要，也受周围环境气氛与心情影响。

"脉弦者，虚也，胃气无余，朝食暮吐，变为胃反，寒在于上。"十二指肠每分钟蠕动11~20次（肠鸣就超过20次）。正常情况下，从胃体向胃底徐缓蠕动，再从胃底向胃体蠕动，反复重复此徐缓蠕动波，胃再将食糜慢慢注入十二指肠；反之，只出现单

**小博士解说**

恶心与呕吐的意识知觉与大脑皮质相关，恶心时大脑皮质额叶与颞叶会活化；呕吐靠脑干的神经核控制咽、面、舌咽运动神经核，只要咽、胸腹壁与肠道受到刺激，即传入脑干呕吐中枢引起呕吐。一周呕吐一次以上是功能性呕吐，与精神压力有关。周期性呕吐症候群多并见偏头痛，以孩童为多；成人多见于急速胃排出，常因饮食不当。

行性收缩蠕动波向口腔侧传导，胃肠蠕动不良造成"胃气无余"，就是胃反或反胃，致朝食暮吐。

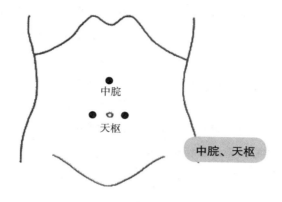

中脘、天枢

**脏病与腑病辨证**

| 脏腑病 | 病状 | 阴阳属性 | 动静状态 |
|---|---|---|---|
| 脏病 | 止而不移，其病不离其处 | 阴 | 静态 |
| 腑病 | 仿佛贲响，上下行流，居处无常 | 阳 | 动态 |

**《内经·玉机真藏论》五难治之脉**

| 五难治之病证 | 发热（发烧） | 泄（腹泻） | 脱血（流血过多） | 病在中（内脏有症状） | 病在外（内脏无症状） |
|---|---|---|---|---|---|
| 异常脉象 | 脉静 | 脉大 | 脉实 | 脉实坚 | 脉不实坚 |
| 正常脉象 | 脉速或躁 | 脉小 | 脉虚 | 脉小 | 实坚 |

**＋知识补充站**

"呕家本渴"，通常呕吐后会口渴欲饮；不渴者，食道下括约肌与横膈运行有碍，胃的贲门与胃底甚至幽门蠕动不良，"心下有支饮"此即属支饮之证。消化道大部分（消化与吸收）受控于第十对脑神经（迷走神经）的副交感神经，即盲肠与升结肠进行逆蠕动，反映在右天枢与左曲池。骶骨神经丛的副交感神经控制大肠的后半部分（排泄），即横结肠与降结肠到乙状结肠的蠕动运动，反映在左天枢与右曲池。按压比较，其酸痛感较强烈者即反映所属肠道运行不良。大肠后半部的横结肠与降结肠到乙状结肠蠕动过慢或不动，会产生便秘，蠕动过快会下利。如果盲肠与升结肠也都蠕动过慢或过快，便秘或下利会更严重。

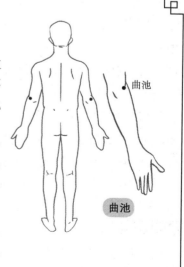

曲池

曲池

## 4-6　五十三难：七传者死与间脏者生

七传者死，间脏者生，何谓也？

1.七传者，传其所胜也。

2.间脏者，传其子也。

3.心病传肺，肺传肝，肝传脾，脾传肾，肾传
心，一脏不再伤，故言七传者死也。

4.间脏者，传其所生也。心病传脾，脾传肺，
肺传肾，肾传肝，肝传心，是母子相传，竟
而复始，如环无端，故曰生也。

　　七传者传其所胜，五脏之间无直接营运关系的两脏，先后生病，如心病，属循环系统，与饮食和营养关系密切；肺病，属呼吸系统，与空气质量及活动情况关系密切。故心病与肺病，无直接营运关系的两脏，先后生病，表示生活质量问题严重。

　　七传者死。心病传肺，肺传肝，肝传脾，脾传肾，肾传心，一脏不再伤，是脏器衰竭，故言七传者死。肺传肝，呼吸器官功能不良时，肝脏的新陈代谢功能出现障碍，呼吸衰竭的机率加大；脾胃的消化与造血功能再出现障碍，肾脏功能有可能出现更严重症状。现代的腹膜透析（肾透析）法可救人命，但常因呼吸系统功能不良，肺部严重感染，或因重症糖尿病，致肝脏新陈代谢功能障碍，如此，日久多造成心脏衰竭而亡。

　　肝气郁，容易紧张、郁闷，喜哀声叹气，因阳气被阻滞无法通透，导致气机不畅，阻碍了气血运行，无法传导至末梢。患者心气不足，也可能是心脏无足够力量将血液持续顺利送达四肢末梢；此肝传心，是子母相传。脾气不足者，脾胃虚弱，胃口不佳，消化不良，以致身体无法吸收足够营养以转化能量，导致心脏无力将血液输达四肢末梢；此心病传脾，也是母子相传，间脏者生。

　　《内经·玉机真藏论》："五脏受气于其所生，传之于其所胜，气舍于其所生，死于其所不胜。病之且死，必先传行至其所不胜，病乃死。此言气之逆行也，故死。肝受气于心，传之于脾，气舍于肾，至肺而死。心受气于脾，传之于肺，气舍于肝，至肾而死。脾受气于肺，传之于肾，气舍于心，至肝而死。肺受气于肾，传之于肝，气舍于脾，至心而死。肾受气于肝，传之于心，气舍于肺，至脾而死。此皆逆死也。一日一夜五分之，此所以占死生之早暮也。""五脏相通，移皆有次，五脏有病，则各传其所胜。不治，法三月若六月，若三日若六日，传五脏而当死，是顺传所胜之次。故曰：别于阳者，知病从来；别于阴者，知死生之期。言知至其所困而死。"

**小博士解说**

　　空气质量好、适当的运动，强化肺部制造血管紧张素转化酶的机制，呼吸会越来越顺畅。营养均衡、摄取足够，休息足、睡眠质量好，有益肝脏释放血管紧张素原，进而促进肺部相关功能，五脏六腑相互生息。

七传与间脏

| 七传 | 间脏 |
|------|------|
| 传其所胜 | 传其子 |
| 心病传肺，肺传肝，肝传脾，脾传肾，肾传心，一脏不再伤 | 心病传脾，脾传肺，肺传肾，肾传肝，肝传心，是母子相传，竟而复始，如环无端 |
| 死 | 生，间其所胜之脏而传之 |

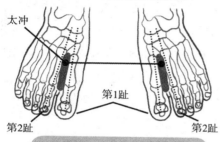

高血压常用治疗穴太冲穴

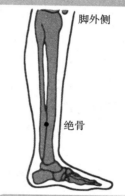

高胆固醇症常用治疗穴绝骨穴

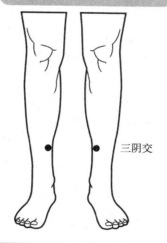

糖尿病常用治疗穴三阴交穴

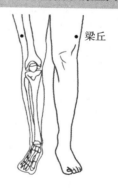

肥胖常用治疗穴梁丘穴

**✚ 知识补充站**

心血管疾病常见于六大人群：

1.烟酒族：吸烟加速血管壁粥样硬化；喝酒过量使血压增高。

2.三多族：嗜好多糖、多盐、多脂肪（高热量）不健康饮食。

3.三高族：高血压、高血脂、高血糖与糖尿病，会破坏血管健康。

4.肥胖族：过度肥胖易引发高血压、高血脂、糖尿病。

5.慵懒族：缺乏规律持恒的运动，致新陈代谢缓慢，使体内脂肪堆积。

6.忙碌族：压力大、焦虑、烦躁、紧张、情绪压抑、过劳、作息不规律、熬夜失眠。

# 4-7 五十四难：脏病难治与腑病易治

脏病难治，腑病易治。

1.脏病所以难治者，传其所胜也。

2.府病易治者，传其子也。

3.与七传、间脏同法。

《伤寒论》"心中悸而烦者，小建中汤。""脉结代，心动悸，炙甘草汤。"脉结代，是脉来缓时一止复来者，名曰结；脉来数时一止复来者，名曰促。阳盛则促，阴盛则结，此皆病脉皆难治。结脉、代脉就是间歇脉，持续正常韵律脉动情况下，出现一时疏离的休止现象，主要原因是心脏期外收缩（高频率）与心脏传导阻滞（低频率）。从寸口桡动脉诊断脉动的韵律，临床上是要在很短的时间内，诊察疾病的可能性。

脉结代，来去时一止，心悸是整体肝门静脉与下腔静脉影响心脏的跳动，心中悸而烦适合小建中汤，心动悸则宜炙甘草汤。心悸与烦躁，是肝门静脉回流心脏血液不足，无法输送足够的营养；小建中汤（桂枝汤加芍药、麦芽）帮助胆囊、胰脏、十二指肠之间的生理作用畅通。

心动悸，是心脏缺乏充分营养以维持正常跳动，才会"动悸"，炙甘草汤去芍药，去其苦酸、微寒，加富含优质蛋白质的阿胶（滋补上品，补血、止血、滋阴、润燥），与含脂肪的麻子仁（脾胃大肠之药，润燥滑利、缓脾润胃）、麦门冬（甘微苦寒，清心除烦、滋阴养肺）、人参（味甘微苦性微温，大补元气，补脾益肺），再加生地（甘苦大寒，清热凉血、益阴生津）来平和其他药材，并有助消瘀血、通经脉；关键是以清酒七升与水八升来煮药。炙甘草汤又名复脉汤，具养益心脏，促进血脉循环之良效。

**小博士解说**

体内十二经脉、体外十二时辰（五脏顺应日夜、四季寒暑）与内分泌系统及神经系统关系密切。晚上副交感神经兴奋，气管分泌机制随之亢进；支气管气喘者，因为夜间血液中组织胺浓度低，咳痰量会减少；日间血中组织胺浓度高，咳痰量较多，且并见咳出困难。心脏功能不全（衰竭）者，或见夜间端坐呼吸，尤其是并见肝肿大或脾肿大的患者。子、丑时辰（23：00—3：00）是睡眠美容时辰，交感神经不太亢奋，心跳不如白天活泼；此为胆、肝经脉时辰，在大腿内侧，属肝经脉的足五里穴，是股动脉上诊治要穴（另一穴为脾经脉的箕门穴），听诊股动脉，正常是收缩期可听到杂音，如扩张期出现杂音，是心脏功能不全（衰竭）的征候之一。多压按或运动，可刺激足五里穴区，促进血脉循环，养护心脏及血液循环。

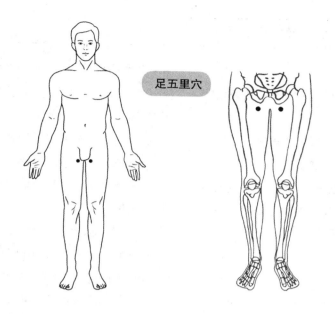

足五里穴

✚ **知识补充站**

　　心脏病观察八项自觉症状：①消化（腹胀）；②呼吸（气喘）；③感冒（呼吸困难）；④疼痛（胸痛）；⑤水肿（下肢）；⑥睡眠（心慌）；⑦精神（极度劳累）；⑧心脏（心悸痛、心电图异常）。

　　自我检查，如果超过五项有问题，应尽早去就医诊治；出现两、三项问题，或因体质虚弱，或因生活作息紊乱，如果不及时调整，状况会越来越恶化。通过以下简要表格，早晚自我检查记录，并标明日期，出现两项以上者，当持续追踪观察，更重要的是要藉此自我提醒，确实改善之。

**心脏自觉症状检查表**

| 项次 | 症状 | 勾选 |
|---|---|---|
| 1 | 恶心及呕吐、上腹疼痛或痉挛疼痛、轻度消化不良到严重恶心 | |
| 2 | 喘不过气、易头晕、胸口痛、呼吸困难 | |
| 3 | 常出现类似流感症状 | |
| 4 | 下巴、耳朵、颈部或肩膀疼痛，胸部、肩膀、手臂剧痛且麻，莫名牙痛时有时无 | |
| 5 | 双脚水肿 | |
| 6 | 失眠、焦虑 | |
| 7 | 极度疲劳 | |
| 8 | 脉搏、心跳过速，心悸，心电图异常 | |

# 4-8 五十五难：积聚之别

病有积有聚。

1. 积者，阴气也；聚者，阳气也；故阴沉而伏，阳浮而动。

2. 气之所积名曰积，气之所聚名曰聚。

3. 积者五脏所生，聚者六腑所成。

4. 积者，阴气也，始发有常处，其痛不离其部，上下有所终始，左右有所穷处。

5. 聚者，阳气也，始发无根本，上下无所留止，其痛无常处。

　　呼吸器官与循环器官出现大问题，常因长期的消化、吸收、排泄器官小毛病所导致；相关症状，开始之初常是小毛病，适时调整生活习惯，改善起居作息，短时间内即可见效；反之，作息紊乱、饮食不节、恣意妄为，心脏与肝脏循环系统反复受伤，就会出现心脏肿大、血管病变、脂肪肝、肝肿瘤等。因此，聚者六腑所成，聚者阳气，阳浮而动，始发无根本，其痛无常处，上下无所留止。

　　心脏病多突然发作，发作前几天甚或几十天前即可有征兆，不一定是典型的胸痛，出现下列症状时亦应特别注意：

1. 消化：轻微消化不良到严重恶心、上腹痉挛痛及呕吐。心脏靠近横膈，横膈与消化道相关，与食道下括约肌是一体的；横膈的血流与心脏的心膜一出现"心脏找快捷方式"的侧支管道，预警痛感会往上或向下转移；恶心与胃痛常是肠胃炎症状，若不是则须留意心脏病。

2. 呼吸：心脏、横膈与呼吸相关，心脏缺血时，感觉缺氧不能深呼吸，喘不过气或头晕，多伴见肺动脉与肺静脉血管病变，但还是心脏问题。

3. 感冒：心脏血液无法满足肠道黏膜需求，自体免疫功能失调，出现皮肤湿冷、冒汗、头晕眼花、疲倦、虚弱等类似流感症状，可能是心脏病发作前兆。

4. 疼痛：耳朵、颈部、胸部、肩膀、手臂剧痛且麻，莫名疼痛从下巴延伸到耳朵或唇牙，或肩胛骨间（膏肓）疼痛往上转移或扩散，可能是心脏病要发作了。

5. 水肿：心肌功能异常影响血液循环，组织细胞的代谢物无法随血液循环移除，体液滞留引致"心脏病水肿"，多从脚趾、脚踝、腿开始。

6. 睡眠：心脏血液无法提供脑部基本需求，大脑皮质和脑下垂体与褪黑激素失去正常运行机制，心脏病发前可能出现失眠、焦虑或恐惧。

7. 精神：超过70%的女性心脏病患者，病发数周或数月前，均出现极度疲劳异常状态，无法靠意志力支撑，得瘫着休息；平

**小博士 解说**

　　消化吸收、排泄器官属六腑，六腑之聚，开始发病时无定处，无根本可见，随消化吸收、排泄状况而变化，所谓"阳明病胃家实，与少阳病口苦咽干目眩"，其痛无常处，上下无所留止；胃家实是消化器官问题，口苦咽干、目眩是消化附属器官问题，消化器官问题多肇因于饮食方面，消化附属器官出问题多与情绪相关。

常精力充沛，突然感到累瘫、极度疲劳，可能是心脏病要发作了。

8.心脏：心脏病发作可能突然感觉脉搏、心跳快速而剧烈，心悸通常只持续几秒钟，持续较长时间会感到晕眩或虚弱，此种心悸症状易被误作恐慌症。

**辨证脏积与腑聚**

| 脏腑积聚 | 脏积 | 腑聚 |
|---|---|---|
| 阴阳 | 阴气 | 阳气 |
| 脉象 | 沉而伏 | 浮而动 |
| 病源 | 五脏所生 | 六腑所成 |
| 病状 | 始发有常处，其痛不离其部，上下有所终始，左右有所穷处 | 始发无根本，上下无所留止，其痛无常处 |
| 病传 | 初亦未觉，渐以滋长，日积月累 | 病之所在，与血气偶然邂逅，故无常处 |

**✚ 知识补充站**

患者自觉腹满时减时满，动气上下左右；腹满，按之腹不痛为虚，按之腹痛者为实。解剖学上将腹部以两条水平线和两条垂直线划分为九个区域，肋骨下缘最低点的连线为上水平线，髂嵴最高点的连线为下水平线，两条垂直线分别通过两侧腹股沟韧带的中点；四条线划分为右下肋部、右侧腹部（腰部）、右腹股沟部（髋骨部）、左腹股沟部、左侧腹部（腰部）、左鼠蹊部（髋骨部）、胃上部、脐部、下腹部（耻骨部）等九个区域。

临床上，当以上任何一区域出现异常，再以肚脐为圆心划垂直线与水平线，扩大范围分成左上、下腹部及右上、下腹部四个（八）区域，来诊断治疗，更能确实掌握病状。五脏因应日夜十二时辰、四季寒暑与节气，四立（春、夏、秋、冬）二分（春分、秋分）二至（夏至、冬至）腹腔的感应也依此类推，四立之治以左右气冲与期门为主，二分以左、右天枢，二至则是以中脘与中极为主。

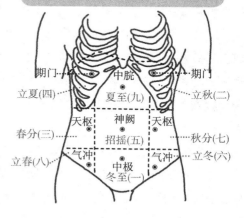

《内经·九宫八风》分九区腹诊

## 4-9 五十六难：五脏之积

1. 肝之积名曰肥气，在左胁下，如覆杯，有头足。久不愈，令人发咳逆、痎疟，连岁不已，以季夏戊己日得之。肺病传于肝，肝当传脾，脾季夏适王，王者不受邪，肝复欲还肺，肺不肯受，故留结为积，故知肥气以季夏戊己日得之。

2. 心之积名曰伏梁，起脐上，大如臂，上至心下。久不愈，令人病烦心，以秋庚辛日得之。肾病传心，心当传肺，肺以秋适王，王者不受邪，心复欲还肾，肾不肯受，故留结为积，故知伏梁以秋庚辛日得之。

3. 脾之积名曰痞气，在胃脘，覆大如盘。久不愈，令人四肢不收，发黄疸，饮食不为肌肤，以冬壬癸日得之。肝病传脾，脾当传肾，肾以冬适王，王者不受邪，脾复欲还肝，肝不肯受，故留结为积，故知痞气以冬壬癸日得之。

4. 肺之积名曰息贲，在右胁下，覆大如杯。久已，令人洒淅寒热、喘咳、发肺壅，以春甲乙日得之。心病传肺，肺当传肝，肝以春适王，王者不受邪，肺复欲还心，心不肯受，故留结为积，故知息贲以春甲乙日得之。

5. 肾之积名曰贲豚，发于少腹，上至心下，若豚状，或上或下无时。久不已，令人喘逆、骨痿、少气，以夏丙丁日得之。脾病传肾，肾当传心，心以夏适王，王者不受邪，肾复欲还脾，脾不肯受，故留结为积，故知贲豚以夏丙丁日得之。

此五积之要法也。

《内经·邪气藏府病形》叙及："五脏之病变也，（1）心脉，缓甚为狂笑，微缓为伏梁在心下，上下行，时唾血；（2）肺脉，滑甚为息贲上气，微滑为上下出血；（3）肝脉，急甚者为恶言，微急为肥气在胁下，若覆杯；（4）脾脉，大甚为击仆，微大为痞气，腹里大，脓血在肠胃之外；（5）肾脉，急甚为骨癫疾，微急为沉厥奔豚，足不收，不得前后。"

再者，"病之六变者，诸急者多寒；缓者多热；大者多气少血；小者血气皆少；滑者阳气盛，微有热；涩者多血少气，微有寒。是故刺急者，深内而久留之；刺缓者，浅内而疾发针，以去其热；刺大者，微泻其气，无出其血；刺滑者，疾发针而浅内之，以泻阳气而去其热；刺涩者，必中其脉，随其逆顺而久留之，必先按而循之，已发针，疾按其痏，无令其血出，以和其脉；诸小者，阴阳形气俱不足，勿取以针而调以甘药也。"

临床上，辨证有方、施治有法，阴阳形气都不足，不宜用针，应用甘药来调治：

1. 四君子汤（参术苓草姜枣）　食饮过劳时用得比较多，具有提高能量代谢率、增加红细胞数、提高血红蛋白等作用。望诊

### 小博士解说

《内经·奇病论》："病胁下满，气逆，二、三岁不已，病名曰息积；此不妨于食，不可灸刺，积为导引服药，药不能独治也。""身体髀股皆肿，环脐而痛，病名伏梁。此风根也，其气溢于大肠而着于肓，肓之原在脐下，故环脐而痛也。不可动之，动之为水溺涩之病。"

两眉间色泽最差，其次是鼻翼，且面色痿白。

2.补中益气汤（参草术归陈、芪升柴姜枣）

心肾过劳时用得较多。望诊是两眉间色泽最差，其次是鼻骨区，面色㿠白。

**辨证五脏积**

| 五脏积 | 肝积 | 心积 | 脾积 | 肺积 | 肾积 |
|---|---|---|---|---|---|
| 病名 | 肥气 | 伏梁 | 痞气 | 息贲 | 贲豚 |
| 病证 | 在左胁下，如覆杯，有头足。久不愈，令人发咳逆、痎疟，连岁不已 | 起脐上，大如臂，上至心下。久不愈，令人病烦心 | 在胃脘，覆大如盘。久不愈，令人四肢不收，发黄疸，饮食不为肌肤 | 在右胁下，覆大如杯。久不已，令人洒淅寒热、喘咳、发肺壅 | 发于少腹，上至心下，若豚状，或上或下无时。久不已，令人喘逆、骨痿、少气 |
| 患病日 | 季夏戊己日得之 | 秋庚辛日得之 | 冬壬癸日得之 | 春甲乙日得之 | 夏丙丁日得之 |
| 病传 | 有头足者，有大小本末也 | 伏而不动，如梁木然 | 痞塞而不通 | 或息或贲，非居处无常，如腑病，特以肺主气，故其病有时而动息尔，肾亦主气，故贲豚亦然 | 若豚之贲突，不常定也，豚性躁，故以名之 |

**✚ 知识补充站**

脑部的症状——"目中不了了，睛不和"、"烦躁不安"，或是胸腹的症状——"喘冒不能卧"、"腹满痛"，多是由于消化道功能不良，并见自主神经失调，才有宿食或燥屎现象。临床上，用大承气汤、小承气汤、调胃承气汤、桃仁承气汤、防风通圣散等，或可解一时之症状与病痛；但最重要的还是要改善生活作息节奏，调整饮食习惯，才能通畅肠道，根治慢性痼疾。

## 4-10 五十七难：五泄

泄凡有五，其名不同，有胃泄，有脾泄，有大肠泄，有小肠泄，有大瘕泄，名曰后重。

1.胃泄者，饮食不化，色黄。

2.脾泄者，腹胀满，泄注，食即呕吐逆。

3.大肠泄者，食已窘迫，大便色白，肠鸣切痛。

4.小肠泄者，溲而便脓血，少腹痛。

5.大瘕泄者，里急后重，数至圊而不能便，茎中痛。

《金匮要略》："吐血不止者，柏叶汤。""下血，先便后血，此远血也，黄土汤。""下血，先血后便，此近血也，赤小豆当归散。""心气不足，吐血、衄血，泻心汤。"

包括食道、胃、小肠、大肠、结肠、直肠或肛门的管壁破损流血，都会造成便血，不论是胃溃疡的一个小出血口，或是结肠炎的大面积弥漫性肠壁渗血；痔疮或肛裂，粪便表面附着鲜血，或大便后滴血，或卫生纸沾有鲜血。结肠上段或更高处出血，粪血混杂而下，便色多为深红或褐色，便色愈深表明消化道出血位置愈高。直肠肿瘤多持续便血，伴随便秘和腹泻交替出现，及体重下降。消化道上部如胃、十二指肠溃疡或是小肠出血，大便多深黑柏油样、恶臭。直肠肿瘤多血性腹泻，黏液脓血便，伴随便意频频、腹痛、发烧。大便潜血（指出血量极低）可能是结肠癌或结肠息肉初期的信号。便血并见牙出血、鼻血、体表易有瘀斑，多是全身性疾病。肛门疾病、胃肠病变、某些急性传染病、血液病、中毒等，均可见便血。

便血病证多因外感湿热、饮食所伤、情志失调、劳倦内伤等，或心阴虚，或胃阳虚，导致肠道积热，热伤脉络，或瘀阻脉络，血不循经，或气虚不摄，血液下溢而成，整体分析治疗很重要。泻心汤辈是缓解压力良方，依证，柴胡汤辈与建中汤辈亦值得考虑。胃阳虚是胃与消化问题，吃喝出问题人就会烦躁，特别是婴幼儿与老弱者。心阴虚是心脏与循环问题，不会烦躁，间接与吃喝有关，常因长期吃喝不当以致心阴虚。一时性呼吸不顺畅或心动悸是胃与消化问题，非一时性的呼吸不顺畅或心动悸，则是心脏与循环问题。

《内经·通评虚实论》："肠澼便血，身热则死，寒则生。肠澼下白沫，脉沉则生，脉浮则死。肠澼下脓血，脉悬绝则死，滑大则生。肠澼之属，身不热，脉不悬绝，滑大者曰生，悬涩者曰死，以藏期之。"

《内经·九针十二原》："五脏之有疾，善用针者，取其疾也。……刺诸热者，如以手探汤；刺寒清者，如人不欲行。阴有

**小博士**解说

针刺小腿外侧上部，活络腓肠肌、第三腓骨肌、腓骨后肌、腓骨长肌与胫骨后肌；促进小隐静脉与大隐静脉回流下腔静脉；针刺小腿外侧上半部，或走路二三十分钟，促进六足经脉循环，改善食道、胃、小肠、大肠、结肠、直肠或肛门黏膜功能。

阳疾者，取之下陵三里，正往无殆，气下乃　泉；疾高而外者，取之阳之陵泉也。"
止，不下复始也；疾高而内者，取之阴之陵

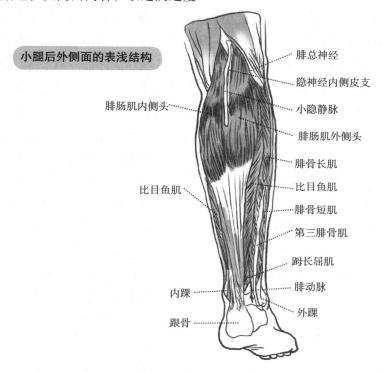

**小腿后外侧面的表浅结构**

腓肠肌内侧头
比目鱼肌
内踝
跟骨

腓总神经
隐神经内侧皮支
小隐静脉
腓肠肌外侧头
腓骨长肌
比目鱼肌
腓骨短肌
第三腓骨肌
姆长屈肌
腓动脉
外踝

**五泄之辨证**

| 五泄 | 胃泄 | 脾泄 | 大肠泄 | 小肠泄 | 大瘕泄 |
|------|------|------|--------|--------|--------|
| 病证 | 饮食不化，色黄 | 腹胀满，泄注，食即呕吐逆 | 食已窘迫，大便色白，肠鸣切痛 | 溲而便脓血，少腹痛 | 里急后重，数至圊而不能便，茎中痛 |
| 泄状 | 飧泄 | 濡泄 | 涸泄 | 血泄 | 肠澼 |
| 病灶 | 胃受病，胃属土 | 脾受病 | 白者金之色，肠寒 | 小便不闭，大便不里急后重 | 因有凝结而成 |

**➕ 知识补充站**

"先便后血，远血；先血后便，近血"，常见于严重的胃溃疡出血、严重肝硬化静脉曲张破裂出血、肠道内血管瘤破裂、肠黏膜缺血的坏死或严重发炎等。便血在肠道停留越久，颜色越黑越绵。90%的便血是肛门口破皮，劳累或火气大，或大量吃辛辣、油炸类等刺激性食物或酒类，造成黏膜水肿或脆弱，肛门口黏膜即是容易受创的部位。上消化道出血经常引起呕血，血液也可能向下流，成为黑便；上消化道的便血非常显著且快速，多会危及生命。食用甜菜或服用铁剂、铋盐类止泻药、活性炭、中草药或深色食品，都可能令粪便颜色加深，要详细辨识。

## 4-11 五十八难：伤寒有五

1.伤寒有五，有中风，有伤寒，有湿温，有热病，有温病，其所苦各不同。

（1）中风之脉，阳浮而滑，阴濡而弱。

（2）湿温之脉，阳浮而弱，阴小而急。

（3）伤寒之脉，阴阳俱盛而紧涩。

（4）热病之脉，阴阳俱浮，浮之而滑，沉之散涩。

（5）温病之脉，行在诸经，不知何经之动，各随其经所在而取之。

2.伤寒有汗出而愈，下之而死者；有汗出而死，下之而愈者：

（1）阳虚阴盛，汗出而愈，下之即死。

（2）阳盛阴虚，汗出而死，下之而愈。

3.寒热之病：

（1）皮寒热者，皮不可近席，毛发焦，鼻槁，不得汗。

（2）肌寒热者，皮肤痛，唇舌槁，无汗。

（3）骨寒热者，病无所安，汗注不休，齿本槁痛。

寸口脉阴阳俱紧，详细问诊才能掌握治疗策略。《伤寒论》："寸口脉阴阳俱紧，"即使上吐下泻，只要转索无常的紧脉消失，就会痊愈；若寸口脉阴阳俱紧又兼见脉迟，且不欲食，是水停饮滞造成，服用小青龙汤或真武汤都可利水饮；反之，寸口脉阴阳俱紧，又兼见脉迟却饮食正常，就表示快要痊愈了。

伤寒由毛窍而入，自下而上，始于足太阳。足太阳膀胱属水，寒即水之气，同类相从，病始于此（风寒之于头部，湿热之于脚部，外感五疫六气）。足太阳膀胱经脉起始于目锐眦之睛明穴，终止于小趾之至阴穴；足少阴肾经脉起始于小趾之下。换言之，小趾之上下即伤寒之根源处，此亦为小隐静脉回流心脏的第一感应区。至阴穴在下，肢体动作的活动能量反映在此；睛明穴在上，中枢神经与十二对脑神经反映在此。

温病由口鼻入，自上而下，鼻通于肺，始于手太阴（饮食之于消化器官，呼吸之于呼吸器官）。《伤寒论》风（寒气流）从西北方来，乃觱发（即风寒冷之意）之寒风也，最善收引，阴盛必伤阳，郁遏（受压抑、遏止）太阳经中之阳气，而为头痛、身热等证。太阳阳腑也，伤寒阴邪也，阴盛伤人之阳。温为阳邪风（暖气流）从东方来，

**小博士解说**

《内经·热论》："热病已愈，时有所遗者，热甚而强食之，故有所遗也。治遗，视其虚实，调其逆从，可使必已矣。病热少愈，食肉则复，多食则遗，此其禁也。""凡病伤寒而成温者，先夏至日者为病温，后夏至日者为病暑，暑当与汗，皆出勿止。""热病者，皆伤寒之类，或愈或死，其死皆以六七日之间，其愈皆以十日以上者。巨阳者，诸阳之属也，其脉连于风府，故为诸阳主气也。人之伤于寒也，则为病热，热虽甚不死；其两感于寒而病者，必不免于死。伤寒一日，巨阳受之，故头项痛、腰脊强。"

乃解冻之温风也，最善发泄，阳盛必伤阴，郁遏太阴经中之阴气，而为咳嗽、自汗、口渴、头痛、身热、尺热等证。太阴阴脏也，温热阳邪也，阳盛伤人之阴。

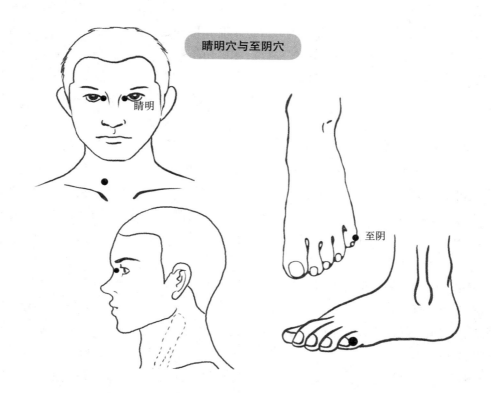

睛明穴与至阴穴

睛明

至阴

### 辨证五伤寒

| 五伤寒 | 中风 | 湿温 | 伤寒 | 热病 | 温病 |
|---|---|---|---|---|---|
| 病证 | 汗出恶风 | 一身尽疼，不可转侧 | 无汗恶寒 | 冬伤于寒，至夏而发 | 非其时而有其气，一岁之中，病多相似 |
| 脉象 | 阳浮而滑，阴濡而弱 | 阳浮而弱，阴小而急 | 阴阳俱盛，而紧涩 | 阴阳俱浮，浮之而滑，沉之散涩 | 行在诸经，不知何经之动，各随其经所在而取之 |

### 辨证寒热病

| 寒热病 | 皮寒热 | 肌寒热 | 骨寒热 |
|---|---|---|---|
| 《难经》 | 皮不可近席，毛发焦，鼻槁，不得汗 | 皮肤痛，唇舌槁，无汗 | 病无所安，汗注不休，齿本槁痛 |
| 《内经·寒热病》 | 不可附席，毛发焦，鼻槁蜡，不得汗 | 肌痛，毛发焦而唇槁蜡，不得汗 | 病无所安，汗注不休 |
| 治法 | 取三阳之络，补手太阴 | 取三阳于下，以去其血；补足太阴，以出其汗 | 齿未槁取少阴于阴股之络，齿已槁，死不治，骨厥亦然 |

# 4-12 五十九难：狂癫之别（参考二十难）

**狂癫之病，何以别之？**

1. 狂疾始发，少卧而不饥，自高贤也，自辨智也，自贵倨也，妄笑好歌乐，妄行不休。

2. 癫疾始发，意不乐，僵仆直视，其脉三部阴阳俱盛。

《内经·通评虚实论》："癫疾，脉搏大滑，久自已；脉小坚急，死不治。癫疾之脉，虚则可治，实则死。"

癫证初期症状，出现情绪障碍，感情淡漠，生活懒散，少与人互动，喜静恶动；此为胃经脉是动病，恶人与火。病情进一步发展，出现思维障碍，情绪低下，沉默寡言，学习能力下降，直至丧失生活和工作能力。病情更甚者，出现淡漠不知，喃喃自语，终日闭户，不知饥饱。

《内经·癫狂》治癫疾，"癫疾始生，先不乐，头重痛，视举目赤甚，烦心，取手太阳、阳明、太阴……"，治疗以手经脉为主。"癫疾始作，而引口啼呼喘悸者，候之手阳明、太阳，左强者攻其右，右强者攻其左……"，亦以手经脉为主。"癫疾始作，先反僵，因而脊痛，候之足太阳、阳明、太阴，手太阳……"，以足经脉为主，手经脉为辅，其治皆血变而止。

狂证初期情绪高涨，多见兴奋话多，夜不寐，好外走，喜冷饮，喜动恶静，此乃胃经脉所生病，狂疟温淫汗出。病情进一步发展，刚暴易怒，登高而歌，自高贤，自尊贵，部分患者亦可出现呼号骂詈、不避水火、不避亲疏的严重症状。癫狂至晚期，正气大亏，邪气犹存，极为难治。

《内经·癫狂》："狂始生，先自悲，喜忘苦怒善恐者，得之忧饥，取手太阴、阳明，足太阴、阳明。"其治以太阴、阳明经脉为主。"狂始发，少卧不饥，自高贤、自辨志、自尊贵，善骂詈，日夜不休，取手阳明、太阳、太阴，舌下少阴。"其治以手经脉为主。"狂言、惊、善笑、好歌乐、妄行不休者，得之大恐，取手阳明、太阳、太阴。"其治以手经脉为主。"狂，目妄见、耳妄闻，善呼者，少气之所生，取手太阳、太阴、阳明，足太阴、头两颥。"其治以太阴、阳明经脉为主。"狂者多食，善见鬼神，善笑而不发于外者，得之有所大喜，取足太阴、太阳、阳明，后取手太阴、太阳、阳明。"其治以手足太阴、太阳、阳明经脉并治。"狂而新发，未应如此者，先取曲泉左右动脉及盛者见血，……灸骨骶二十壮。"其治以肝经脉、督脉为主。

**小博士解说**

癫狂证疗法，除本文提及依证施治，在相关经脉及其所属穴位针砭放血之外，对证下药，更见疗效。

1. 痰气郁结，宜消遥散、顺气导痰汤等。

2. 心脾两虚，神思恍惚，心悸易惊，宜养心汤、越鞠丸等。

3. 癫狂久延，时作时止，势已较缓，妄言妄为，寐不安寐，烦惋焦躁，宜二阴煎、琥珀养心丹。

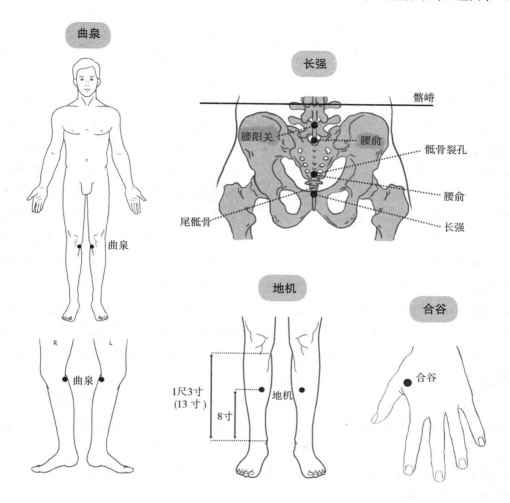

**➕知识补充站**

　　《内经·八正神明论》："神乎神，耳不闻，目明心开，而志先慧然独悟，口弗能言，俱视独见，适若昏，昭然独明，若风吹云，故曰神。三部九候为之原，九针之论不必存也。"高明的上工医生，能够望神，以自我感受到外在日月寒温虚盛、四时气浮沉的细微影响规律，施治之于病患身上。

　　临床上，专心则心驰神往，无处不在，胃经脉是动病，恶人与火；胃经脉所生病，狂疟温淫汗出；依井、荥、俞、经、合之阴阳五行属性，以三部九候为本源，诊断治疗之方法依证变通，可不拘泥于《九针》理论。

## 4-13 六十难：头心病之厥痛与真痛

头心之病，有厥痛，有真痛：

1. 手三阳之脉，受风寒，伏留而不去者，则名厥头痛；

2. 入连在脑者，名真头痛；

3. 其五脏相干，名厥心痛；

4. 其痛甚，但在心，手足青者，即名真心痛；

5. 其真心痛者，旦发夕死，夕发旦死。

《内经·奇病论》："人有病头痛，以数岁不已……当有所犯大寒，内至骨髓，髓者以脑为主；脑逆，故令头痛，齿亦痛，病名曰厥逆。"心脑血管疾病的风险远高于犯大寒，因心脑血管畸形造成心肌梗塞或脑血管病变而猝死所占比例很低；心脑血管轻度畸形，可以通过"头痛，齿亦痛"之信息以治未病。治厥头痛与厥心痛，斟酌用小青龙汤、五苓散、泻心汤（半夏泻心汤）、半夏天麻白术汤等，达到治未病的疗效，效果优过对乙酰氨基酚、阿司匹林。小青龙汤（治心下有水气）促使血液从胸部通畅地流往腹部（及食道与迷走神经），改善胸腔脉管循环，包括食道、气管、奇静脉系统等，进而治吐涎沫或流口水、非特定性头痛（就是厥头痛）；小青龙汤与五苓散发汗利尿，配合忌食生冷食物，其疗效比一般止痛药物显著。

口腔黏膜不舒爽，或吐涎沫、胸腹不舒服、心下痞，常是食道下括约肌、胃及横膈有问题；吐涎沫是寒证，心下痞是热证。横膈负责70%的吸气功能，食道下括约肌由右膈脚构成，控制胃内容物不逆流到食道（消化功能）。食道下括约肌、胃及横膈的静脉回流有问题，多出现吐涎沫或心下痞；情绪起伏越大，影响越大；且吐涎沫与口苦咽干等症状都与肝经脉循环不畅有关。

真心痛要接受心脏外科治疗，真心痛前的厥心痛，审慎诊治，可减少发生真心痛。《内经·厥病》论五种厥心痛的症状及其治疗要穴：

"与背相控，善瘈，如从后触其心；伛偻者，肾心痛也，先取京骨、昆仑。发针不已，取然谷。"

"腹胀胸满，心尤痛甚，胃心痛也，取大都、太白。"

"痛如以锥针刺其心，心痛甚者，脾心痛也，取之然谷、太溪。"

"色苍苍如死状，终日不得太息，肝心痛也，取行间、太冲。"

"卧若徒居，心痛间，动作痛益甚，色不变，肺心痛也，取之鱼际、太渊。"

**小博士解说**

五心痛，肺心痛取鱼际与太渊，其他肾心痛、胃心痛、脾心痛、肝心痛，分别取京骨、昆仑、大都、太白、然谷、太溪、行间与太冲等八穴，都在脚上。同时，习练达摩易筋经第八式，十个脚趾使劲紧紧抓地，大踇趾更要用力，即可强化救心八穴，五脏六腑的循环随之通畅。《内经·异法方宜论》之"导引按跷"专治食杂而不劳的人群，持恒操作比针灸、药物治疗更具长效。

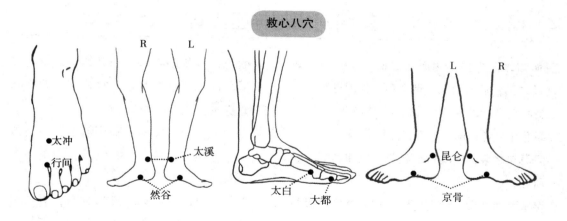

救心八穴

《内经·厥病》辨证心痛及其治疗

| 心痛 | | 症状 | 治疗 |
|---|---|---|---|
| 厥心痛 | 与背相控，善瘛，如从后触其心，伛偻者，肾心痛也 | | 先取京骨、昆仑，发针不已，取然谷 |
| | 腹胀胸满，心尤痛甚，胃心痛也 | | 取之大都、太白 |
| | 痛如以锥针刺其心，心痛甚者，脾心痛也 | | 取之然谷、太溪 |
| | 色苍苍如死状，终日不得太息，肝心痛也 | | 取之行间、太冲 |
| | 卧若徒居，心痛间，动作痛益甚，色不变，肺心痛也 | | 取之鱼际、太渊 |
| 真心痛 | 手足青至节，心痛甚 | | 旦发夕死，夕发旦死 |
| 禁忌 | 心痛不可刺者，中有盛聚，不可取于腧 | | |

**➕ 知识补充站**

　　尿液检查，正常尿液清澈，呈黄色或淡黄色，若颜色改变（如红色、褐色）或呈混浊、起泡沫，可能是正常现象，但也可能反映体内某种异常病变。正常情况下尿液含有微量蛋白质（每日小于150mg），试纸测试呈阴性（—），有时早晨第一泡尿出现（+/—）或（+），可能没有意义。尿液中是否带血：（+）表示尿液潜血阳性，（—）表示尿液潜血阴性，尿中潜血可能是尿路结石、前列腺肥大、肾脏泌尿道发炎、感染或肿瘤等。若尿液标本放置过久，或女性生理期等可能造成尿液假阳性。

## 4-14 六十一难：望闻问切与神圣工巧

望而知之谓之神，闻而知之谓之圣，问而知之谓之工，切脉而知之谓之巧。何谓也?

1.望而知之者，望见其五色，以知其病；

2.闻而知之者，闻其五音，以别其病；

3.问而知之者，问其所欲五味，以知其病所起所在；

4.切脉而知之者，诊其寸口，视其虚实，以知病在何脏腑；

经言以外知之曰圣，以内知之曰神，此之谓也。

《内经·脉度》："五脏常内阅于上七窍……五脏不和则七窍不通，六腑不和则留为痈。"《内经·五色》亦言："五色独决于明堂。明堂者，鼻也；常候阙中，阙者，眉间也。"内伤看明堂，外感观阙中，医者当知"常候阙中"与"独决于明堂"为临证望诊要领。

《内经·经脉》上唇对应大肠，反映排泄；下唇对应胃，反映饮食消化。上工"独决于明堂"足矣；中工"常候阙中"也可；下工"观上唇下唇"则保平安。七十七难："上工治未病，中工治已病者。"

《内经·五味》五味有所合、欲、禁、宜；《内经·五脏生成》多食五味之所伤：

1.心欲苦，喜苦多心病。心病禁咸，多食咸脉凝泣而色变；心色赤，宜食酸，犬肉麻李韭皆酸。

2.肺欲辛，喜辛多肺病。肺病禁苦，多食苦皮槁而毛拔；肺色白，宜食苦，麦羊肉杏薤皆苦。

3.肝欲酸，喜酸多肝病。肝病禁辛，多食辛筋急而爪枯；肝色青，宜食甘，米饭牛肉枣葵皆甘。

4.脾欲甘，喜甘多脾病。脾病禁酸，多食酸肉胝䐃而唇揭；脾色黄，宜食咸，大豆豕肉栗藿皆咸。

5.肾欲咸，喜咸多肾病。肾病禁甘，多食甘骨痛而发落；肾色黑，宜食辛，黄黍鸡肉桃葱皆辛。

《金匮要略》："吸而微数，其病在中焦，实也，当下之即愈；虚者不治。在上焦者，其吸促，在下焦者，其吸远，此皆难治。呼吸动摇振振者，不治。"喘在上焦，其息促，多心、肺疾病，取太渊。病在中焦，吸而微数，多肝、胃疾病，取太白。病在下焦者，其吸远，多肾、生殖排泄器官的问题，取太溪。呼吸器官急症外，五脏六腑皆令人咳，或感冒咳嗽，或慢性呼吸道疾病，或过敏。

**小博士解说**

慢性阻塞性肺疾病较常见，多从肺尖开始损坏；间质性肺炎则多从肺底开始损坏。长跑，一开始即喘是支气管的喘，跑到后来很累时的喘是肺泡的喘。正常人肺尖的呼吸量比肺底弱；有些间质性肺炎会使基本的肺底呼吸功能变差，严重者会造成死亡。调理治疗，依三焦之吸而微数，吸促与吸远等不同的呼吸状况作诊治参考。

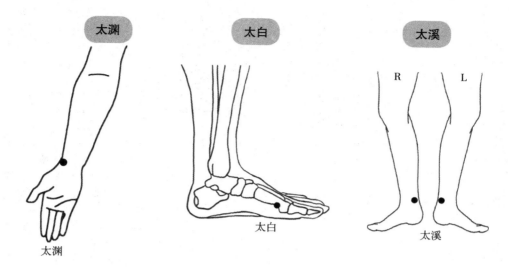

五脏与色味声之对应

| 五脏 | 五色 | 五味 | 五声 | 五官 |
|------|------|------|------|------|
| 肝 | 青 | 酸 | 呼 | 目 |
| 心 | 赤 | 苦 | 言 | 舌 |
| 脾 | 黄 | 甘 | 歌 | 口 |
| 肺 | 白 | 辛 | 哭 | 鼻 |
| 肾 | 黑 | 咸 | 呻 | 耳 |

神圣工巧之望闻问切

| 望而知之 | 闻而知之 | 问而知之 | 切而知之 |
|----------|----------|----------|----------|
| 神 | 圣 | 工 | 巧 |
| 望五色 | 闻五音 | 问五味 | 诊（切）其寸口 |

**➕ 知识补充站**

　　《内经·五色》以五色说明病证。"五色'独决于明堂'：明堂者鼻，阙者眉间，庭者颜，蕃者颊侧，蔽者耳门。其间欲方大，去之十步，皆见于外，如是者寿，必中百岁。"并言明脸部五官是五脏外部候诊之对应部位："五官之辨，明堂骨高以起，平以直，五脏次于中央，六腑挟其两侧，首面上于阙庭，王宫在于下极，五脏安于胸中，真色以致，病色不见，明堂润泽，以清五官，恶得无辨。其不辨者，五色之见也，各出其色部，部骨陷者，必不免于病矣。"

# 第五章

# 俞穴：六十二至六十八难

5–1　六十二难：脏井荥有五腑独有六

5–2　六十三难：脏腑荥合，皆以井为始

5–3　六十四难：井荥俞经合之阴阳五行属性

5–4　六十五难：所出为井与所入为合

5–5　六十六难：十二经之原

5–6　六十七难：募在阴而俞在阳

5–7　六十八难：井荥俞经合所主病（参考七十三难）

## 5-1 六十二难：脏井荥有五腑独有六

脏井荥有五，腑独有六者，何谓也？

腑者阳也，三焦行于诸阳，故置一俞，名曰原，腑有六者，亦与三焦共一气也。

《内经·九针十二原》："五脏六腑所出之处，五脏五腧，五五二十五腧；六腑六腧，六六三十六腧。经脉十二，络脉十五，凡二十七气以上下，所出为井，所溜为荥，所注为腧，所行为经，所入为合，二十七气所行，皆在五腧也。节之交，三百六十五会……所言节者，神气之所游行出入也，非皮肉筋骨也。观其色，察其目，知其散复；一其形，听其动静，知其邪正。右主推之，左持而御之，气至而去之。凡将用针，必先诊脉，视气之剧易，乃可以治也。"

五脏五腧（输、俞），六腑六腧，五脏之腧穴也是原穴，六腑之腧穴与原穴不一样，比五脏多一穴。六腑的阳经脉与手脚的伸展肌肉同道，人活着是要多动；生病的时候，即使要动也未必能动。伸展肌肉同时活络六阳经脉，伸展部位就是动起来的起始区域，于六阳经脉相关部位或穴位进行针灸、导引按跷，活动能量及治愈率也相对增大。针灸手脚的穴位，能提升活动能量，必然启动神经系统以及静脉、淋巴的循环，治疗效果因此更彰显。

"三焦经脉散络心包"，心包是包在心脏外的膜状组织，其中有由淋巴液所组成的心包液，具有缓冲与润滑作用。

"三焦经脉布膻中"，以胸管为主，辅之以胸腺；胸腺分泌胸腺素，促进T淋巴细胞成熟，再刺激肠道中成熟的B细胞，启动免疫反应。胸腺在胸骨柄后方，两叶左右不对称。胸腺随着年龄增长会发生明显变化，青春期后逐渐退化萎缩，被结缔组织代替；虽然从七十克萎缩到三克左右，当生理上需要时，胸腺还是具有让T细胞成熟的机制。全身3/4的淋巴液从乳糜池与胸导管，通过左锁骨下静脉回流心脏；另外的1/4，在头面与右手的淋巴液，则从右锁骨下静脉回流心脏。

**小博士** 解说

太冲、太白与太溪穴，是关系着手舞"足蹈"的三要穴，穴区皮表色泽与其所属关节的灵活度反映肝、脾、肾三经脉功能，影响情绪、脾气与精气神的高低强弱。同时，悬枢穴、三焦俞反映腰脚灵活度及行动力，并调节体力。

1.太冲穴：在第一、二跖骨缝间，多压按，安定神魂，稳定情绪。

2.太白穴：在第一跖骨外侧前缘，多揉捏，提神醒脑，调和脾气。

3.太溪穴：在内踝后缘，多搓揉，强化志气，补益精气神。

4.悬枢穴：在第一、二腰椎之间，腰部有弧度、肤质光泽，腰脚有力，行动力好；反之，腰部扁塌、肤表枯涩、肌肉僵硬者，腰脚无力，活动力差。

5.三焦俞：在第一、二腰椎旁开一寸半，针灸按摩，调节过劳与羸瘦虚弱。

太溪穴、太冲穴、太白穴

太溪

太冲

太白

人体淋巴液分布

扁桃体

胸腺

右淋巴导管

胸导管

肠壁内的派氏
集合淋巴结

腹股沟淋巴结

颈淋巴结

腋窝淋巴结

脾

红骨髓

悬枢穴

悬枢

**＋知识补充站**

　　乳糜池位于第一腰椎前方，正是悬枢穴、三焦俞所在区域（悬是悬挂，枢指中心，悬枢可比拟为胸导管上挂着乳糜池）；胸导管起始于乳糜池，是全身最粗大的淋巴管道，长约30~40公分。胸管负责淋巴与免疫系统的生理作用，并将循环系统多余的组织间液送回心脏，也将消化系统的脂质营养送达心脏。胸腺负责淋巴与免疫系统的防卫功能，负责启动T细胞与B细胞的免疫机制。T细胞、B细胞、巨噬细胞、中性粒细胞、血小板、红细胞等的生成都来自骨髓干细胞。

## 5-2 六十三难：脏腑荥合，皆以井为始

十变言，五脏六腑荥和，皆以井为始者，何也？

井者，东方春也，万物之始生，诸蚑行喘息，蜎飞蠕动，当生之物，莫不以春生，故岁数始于春，日数始于甲，故以井为始也。

五脏六腑荥合生命运行，以井为始，谨慎进行四肢活动，表层由周围神经控制，内部靠心脏由动脉输出血液，送达四肢末梢；再由四肢末梢的静脉送回心脏，达到神经控制的作用。井、荥、输、原、经、合穴区发生酸麻疼痛，是五脏六腑之海——心脏，或水谷之海——胃有问题的投射。

静脉从四肢末梢的井穴流向躯体，由肘部与膝部的肱静脉与股静脉将血液送回心脏。肱静脉回流不良，肱动脉输出血流量明显减少时，手指、手臂会麻木肿胀疼痛；股静脉回流不良，股动脉血液输送到脚的量减少时，脚趾与小腿抽筋机率将增加，并造成四肢重滞。末梢动脉硬化、末梢静脉硬化与暂短性脑缺血发作，这些现象都会随着人之老化发生。手脚疏于活动、运动，会造成末梢动脉与静脉硬化，头脑不用就会造成短暂性脑缺血发作，虽然没有明显的症状，却经常头晕；坐着、躺着脚会不舒服，站起来走一走即改善是静脉硬化；起床时脚跟不痛，一起步走动就痛是动脉硬化反应。

胃经脉"还出挟口环唇下，交承浆，却循颐后下廉，出大迎，循颊车，上耳前"，此段的穴区呈现紫黑干涩，易出现脚部末梢动脉与静脉硬化问题。大肠经脉"入下齿交人中，上挟鼻孔"，此段穴区紫黑干涩，易有手部末梢动脉与静脉硬化问题。

《金匮要略》："四肢九窍，血脉相传，壅塞不通，为外皮肤所中也……人能养慎，不令邪风干忤经络，适中经络，未流传腑脏，即医治之。四肢才觉重滞，即导引、吐纳、针灸、膏摩，勿令九窍闭塞，更能无犯王法、禽兽、灾伤，房室勿令竭乏，服食节其冷、热、苦、酸、辛、甘，不遗形体有衰，病则无由入其腠理。"血管栓塞或硬化是逐渐形成的，施以针灸、按摩，并配合饮食调节及适当适量的运动，可降低四肢九窍闭塞的几率。

**小博士解说**

《内经·五色》以色言病，从脸色评估病证，"常候阙中"（两眉之间）是自我检视的首要区域。"以色言病之间甚，其色麤以明，沉夭者为甚；其色上行者，病益甚；其色下行如云彻散者，病方已。五色各有藏部，有外部，有内部也。色从外部走内部者，其病从外走内。其色从内走外者，其病从内走外。""风者，百病之始也；厥逆者，寒湿之起也……常候阙中，薄泽为风，冲浊为痹，在地为厥，此其常也，各以其色言其病。"

《金匮要略》视鼻头之青、赤、黄、白、黑五色，辨证已病之兆："鼻头色青（为痛）腹中痛，苦冷者死；鼻头色微黑（为劳）有水气；色黄（便难）胸上有寒；色白亡血；色微赤（为风）非时者死；色鲜明者有留饮。"

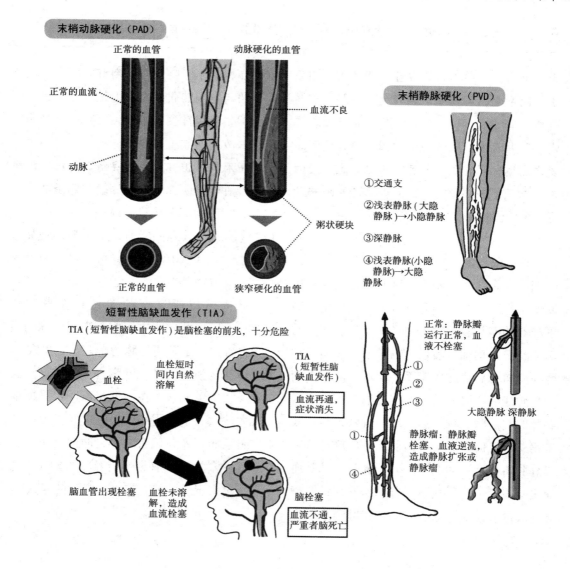

**末梢动脉硬化（PAD）**

正常的血管　动脉硬化的血管

正常的血流

正常的血流

血流不良

动脉

粥状硬块

正常的血管　狭窄硬化的血管

**末梢静脉硬化（PVD）**

①交通支

②浅表静脉（大隐静脉）→小隐静脉

③深静脉

④浅表静脉（小隐静脉）→大隐静脉

**短暂性脑缺血发作（TIA）**

TIA（短暂性脑缺血发作）是脑栓塞的前兆，十分危险

血栓

血栓短时间内自然溶解

TIA（短暂性脑缺血发作）

血流再通，症状消失

脑血管出现栓塞

血栓未溶解，造成血流栓塞

脑栓塞

血流不通，严重者脑死亡

正常：静脉瓣运行正常，血液不栓塞

①
②
③
①
④

大隐静脉 深静脉

静脉瘤：静脉瓣栓塞、血液逆流，造成静脉扩张或静脉瘤

**✚ 知识补充站**

　　鼻头色泽投射头颅内静脉循环状况，《伤寒论》"大烦，目重睑，内际黄"与"面黄而喘，头痛鼻塞而黄"，反映头颅部静脉回流心脏不良；同时反映肝脏、胆囊、胰脏有问题。上矢状窦交流额、鼻及头皮（有胆经脉、胃经脉、膀胱经脉与督脉循行），乙状窦交流耳后静脉（与胆经脉、三焦经脉与任脉路径交迭）和枕下静脉（与膀胱经脉路径交迭），以上经脉与相关血管交会在鼻头及其周围（鼻窦参考八、九难），可反映身体状况。

## 5-3　六十四难：井荥俞经合之阴阳五行属性

十变又言：阴井木，阳井金；阴荥火，阳荥水；阴俞土，阳俞木；阴经金，阳经火；阴合水，阳合土。阴阳皆不同，是刚柔之事也。阴井乙木，阳井庚金。阳井庚，庚者，乙之刚也；阴井乙，乙者，庚之柔也。乙为木，故言阴井木也；庚为金，故言阳井金也。余皆仿此。

井、荥、俞、经、合之阴阳五行属性，"四肢九窍，血脉相传，壅塞不通，为外皮肤所中也"，即其阴阳五行之生克变化。周围神经功能与心脏输出情形，反映在四肢的活动状况；动脉血液送达四肢末梢，通过动脉与微血管和静脉血液循环，再从四肢末梢的静脉送回心脏。《内经·本输》言及十二经脉的井、荥、输、原、经、合穴，从四肢末梢井穴走向躯体，再由肘部肱静脉与膝部股静脉将血液送回心脏。肱静脉与肱动脉血流量减少会造成手指、手臂麻痹疼痛；股静脉与股动脉血液量减少，会使脚趾与小腿发

麻疼痛，甚至影响腹部肌肉群；而且，经过提睾肌与腹内斜肌的血流量是否充足也与疝气有关。施以针灸、按摩，可减少九窍闭塞机率，改善四肢重滞现象。

临床上，通过《金匮要略》第19章趺蹶手指臂肿转筋阴狐疝蚘虫病篇，四条文互为比较，能辅助定夺诊治方针：

1. "病趺蹶，其人但能前，不能却，刺腨入二寸"，以承山穴为主。可取足太阳经脉的合穴与经穴委中穴、昆仑穴。
2. "病人常以手指臂肿动，此人身体瞤瞤"，以肩井穴为主。取手阳明经脉的原穴合谷穴、足阳明经脉的合穴足三里穴。
3. "转筋之为病，其人臂脚直……转筋入腹者"，以关元穴为主。取足厥阴经脉的俞穴太冲穴、手厥阴经脉的俞穴大陵穴。
4. "阴狐疝气者，偏有大小，时时上下"，以气冲穴为主。取足厥阴经脉的俞穴太冲穴、足太阳经脉的合穴与经穴阴陵泉穴。

**小博士解说**

《内经·邪客》："心主之脉，出于中指之端，内屈，循中指内廉以上，留于掌中，伏行两骨之间，外屈，出两筋之间，骨肉之际，其气滑利，上二寸，外屈，出行两筋之间，上至肘内廉，入于小筋之下，留两骨之会，上入于胸中，内络于心脉。""少阴，心脉也。心者，五脏六腑之大主也，精神之所舍也，其藏坚固，邪弗能容也，容之则心伤，心伤则神去，神去则死矣。诸邪在于心者，皆在于心之包络。包络者，心主之脉也，故独无俞焉。""少阴独无俞者，其外经病而藏不病，故独取其经于掌后锐骨之端，其余脉出入屈折，其行之徐疾，皆如手少阴心主之脉行也，故本俞者，皆其因气之虚实疾徐以取之，是谓因冲而泻，因衰而补。"

**鼻头五色辨证及治疗**

| 鼻头颜色 | 容易波及部位 | 主要病证 | 代表药方 | |
|---|---|---|---|---|
| | | | 虚证 | 实证 |
| 青 | 鼻子及鼻下 | 腹寒、痛 | 附子粳米汤 | 大承气汤 |
| 黄 | 鼻骨及两眉之间 | 胸寒、便难 | 黄芪建中汤 | 大黄䗪虫丸 |
| 黑 | 下巴 | 水气、劳 | 八味肾气丸 | 大承气汤 |
| 白 | 双唇 | 亡血、寒 | 当归芍药散 | 桂枝茯苓丸 |
| 赤 | 额头与颧部 | 风 | 防己地黄汤 | 大柴胡汤 |
| 鲜明 | 部位不定 | 留饮 | 防己黄芪汤 | 防己茯苓汤 |

**《金匮要略》与《内经》之望诊比较**

| 颜色 | 《金匮要略》 | 《内经·五色》 | 主要症状 |
|---|---|---|---|
| 青或黑 | 腹中痛，苦冷者难治（死） | 青黑为痛<br>深青黑，痛甚，痉挛 | 静脉回流重度不良<br>腰部淋巴干功能不良 |
| 微青或微黑 | 水气 | 疼痛 | 静脉回流轻度不良<br>腰部淋巴干功能不良 |
| 黄 | 胸上寒 | 淡赤黄为风<br>深黄为郁脓 | 动脉供血不良<br>支气管纵隔干功能不良 |
| 白 | 亡血（失血、动脉血不足） | 淡白为寒<br>很白为寒凝 | 动脉供血不良<br>左淋巴总干功能不良 |
| 微赤<br>非一时 | 难治（死） | 淡红带白为失血<br>红带紫黯为瘀血 | 动脉或静脉栓塞<br>左淋巴总干功能极为不良 |

## 5-4 六十五难：所出为井与所入为合

**刺荣无伤卫，刺卫无伤荣，何谓也？**

1. **所出为井，井者，东方春也，万物始生，故言所出为井；**
2. **所入为合，合者，北方冬也，阳气入脏，故言所入为合也。**

**（参考七十一难）**

《内经·本输》所论，井穴都在手指、脚趾之末端，为十二经脉之所出，正是代表自体动静脉瘘（A-V Fistula）吻合区的部位。荣穴位在指骨、趾骨周边，除肾经脉之然谷穴在第一跖骨与舟状骨之间外，其余的以位于第一指骨与趾骨为多。大隐静脉与小隐静脉回流受阻时，荣穴反应快速，足六经脉会与之呼应。临床上，针灸太溪穴、大钟穴、水泉穴、照海穴、复溜穴、交信穴、筑宾穴等六穴区，可促进肾经脉循环，养护肾脏功能。比较两脚前诸穴区，选取较塌陷的一侧针灸，效果彰显；放血，则以膀胱经脉穴区有静脉曲张处为主要治疗区。井穴多在指、趾末端处，风吹草动，潮汐汛变，随时因应，是静态生命指标。合穴多在膝、肘关节处，举手投足，握拳踢脚，蓄势待发，是动态生活指标。

《内经·咳论》："五脏六腑皆令人咳，非独肺也。……感于寒则受病，微则为咳，甚则为泄为痛。……肺咳之状，咳而喘息有音，甚则唾血。心咳之状，咳则心痛。喉中介介如梗状，甚则咽肿喉痹。肝咳之状，咳则两胁下痛，甚则不可以转，转则两胠下满。脾咳之状，咳则右胁下痛，阴阴引肩背，甚则不可以动，动则咳剧。肾咳之状，咳则肩腰相引而痛，甚则咳涎。"肺咳而喘息有音治尺泽穴，心咳咽肿喉痹治少海穴，肝咳两胁下痛治曲泉穴，脾咳右胁下痛阴阴引肩背治阴陵泉穴，肾咳腰背相引而痛治阴谷穴。五脏合穴都在肘关节与膝关节处，且都是弯曲肘、膝时肌肉活动量很大的部位，同时是神经反应敏感，动、静脉循环丰盛之部位，针灸治疗所属脏的咳嗽，效果很好。

《内经·咳论》针灸五脏合穴治所属脏的咳嗽，除效果好之外，背部的肺俞、心俞、肝俞、脾俞与肾俞等亦是背部经脉入脏，具合穴功能，针对慢性支气管疾病，依照五脏虚实对证针之或灸之，多有长期疗效。

**小博士解说**

"五色独决于明堂，明堂者鼻也。常候阙中，阙者眉间也。色薄为风，色浊为痹。"

《内经》观病的痛、风、寒，分青黑、黄赤、白三种颜色，看颜色诊断病人三色就够。肺咳而喘息有音，眉间多青白。心咳咽肿喉痹，下极（两眼之间）多艳赤。肝咳两胁下痛，鼻颧骨区多青紫。脾咳右胁下痛，鼻唇际多枯黄。肾咳腰背相引而痛，两颊下巴多黑黯。

本输十穴之相关对应

| 本输十穴 | 所属经脉 | 对应颈骨 | 对应指趾 | 对应脊骨 | 对应背俞 | 对应募穴 | 对应井穴 | 对应合穴 |
|---|---|---|---|---|---|---|---|---|
| 天突 | 任脉 | 第7颈椎 | | | | 鸠尾 | | |
| 人迎 | 足阳明 | 第6颈椎 | 第2趾 | 第12胸椎<br>第11胸椎 | 胃俞<br>脾俞 | 中脘<br>章门 | 厉兑<br>隐白 | 足三里<br>阴陵泉 |
| 扶突 | 手阳明 | 第5颈椎 | 第2指 | 第4腰椎<br>第3胸椎 | 大肠俞<br>肺俞 | 天枢<br>中府 | 商阳<br>少商 | 曲池<br>上巨虚<br>尺泽 |
| 天窗 | 手太阳 | 第4颈椎 | 第5指 | 第1骶椎<br>第5胸椎 | 小肠俞<br>心俞 | 关元<br>巨阙 | 少泽<br>少冲 | 小海<br>下巨虚<br>少海 |
| 天容 | 足少阳 | 第3颈椎 | 第4趾 | 第10胸椎<br>第9胸椎 | 胆俞<br>肝俞 | 日月<br>期门 | 窍阴<br>大敦 | 阳陵泉<br>曲泉 |
| 天牖 | 手少阳 | 第2颈椎 | 第4指 | 第1腰椎<br>第4胸椎 | 三焦俞<br>心包俞 | 石门<br>膻中 | 关冲<br>中冲 | 天井<br>委阳<br>曲泽 |
| 天柱 | 足太阳 | 第1颈椎 | 第5趾 | 第2骶椎<br>第2腰椎 | 膀胱俞<br>肾俞 | 中枢<br>京门 | 至阴<br>涌泉 | 委中<br>阴谷 |
| 风府 | 督脉 | 枕骨 | | 第6胸椎 | | 云台<br>督俞<br>譩譆 | | |
| 天府 | 手太阴 | 第5颈椎 | | 第3胸椎<br>第4腰椎 | 肺俞<br>大肠俞 | 中府<br>天枢 | 少商<br>商阳 | 尺泽<br>曲池<br>上巨虚 |
| 天池 | 手厥阴 | 第2颈椎 | | 第4胸椎<br>第1腰椎 | 心包俞<br>三焦俞 | 膻中<br>石门 | 中冲<br>关冲 | 曲泽<br>天井<br>委阳 |

**➕ 知识补充站**

　　"刺腨入二寸"，承山穴、承筋穴是疏解腰脊压力过大而伤痛的要穴。针砭治疗跌打损伤，于委阳穴、委中穴、阴谷穴、浮郄穴等处放血，对证下针，又以委阳穴、委中穴效果彰显。此穴区是小隐静脉从脚背侧静脉外弓（有膀胱经脉、胆经脉流布），经过外踝后方（以昆仑穴为主，属膀胱经脉），从小腿后皮下深部（有跗阳穴、飞阳穴、承山穴、承筋穴、合阳穴）注入腘窝部腘静脉，上达大腿近端（殷门穴、承扶穴）注入大隐静脉。因证制宜，于承山、承筋、飞扬、跗阳、合阳此二承三阳穴扎针、放血或埋线，都见良效。

# 5-5 六十六难：十二经之原

1.十二经之原。

（1）肺之原出于太渊，

（2）心之原出于大陵，

（3）肝之原出于太冲，

（4）脾之原出于太白，

（5）肾之原出于太溪，

（6）少阴之原出于兑骨（神门），

（7）胆之原出于丘墟，

（8）胃之原出于冲阳，

（9）三焦之原出于阳池，

（10）膀胱之原出于京骨，

（11）大肠之原出于合谷，

（12）小肠之原出于腕骨。

2.十二经皆以俞为原，五脏俞者，三焦之所行，气之所留止也。

3.三焦所行之俞为原，脐下肾间动气，人之生命，十二经之根本，故名曰原。三焦者，原气之别使也，主通行三气，经历于五脏六腑。原者，三焦之尊号也，故所止辄为原，五脏六腑之有病者，皆取其原也。

大脑皮层的神经有感觉与运动反应，执行生命中所有的知觉与行动。头为诸阳之会，肝经脉与督脉会于头巅部；肝经脉与脾经脉起始区在脚大踇趾，胆经脉与胃经脉则终止于脚大踇趾。肝经脉与脾经脉带动大脑皮层与周围神经的传入，还带动脑部活动。

胆经脉与胃经脉带动大脑皮层与周围神经的传出，同时还带动饮食与消化功能，外在反应在第四、三、二趾端，之后再表现在脚大踇趾。胆经脉与胃经脉及饮食方面属阳，以表证为多；肝经脉与脾经脉及脑部功能活动属阴，里证为多。

三焦通过全身黏膜组织，将循环不息的神经网络信息提供给活动最多的肢体部位，气交穴、石门穴和关元穴区，是腹腔活动最重要的部位，是腹腔所有脏器活动的焦点；手脚末梢的原穴区也一样，三焦经脉在耳后的瘈脉穴和翳风穴，与耳咽部的工作互动微妙。

《内经·九针十二原》："五脏有六腑，六腑有十二原，十二原出于四关，四关主治五脏。五脏有疾，当取之十二原。十二原者，五脏之所以禀三百六十五节气味也。五脏有疾也，应出十二原，十二原各有所出，明知其原，睹其应，而知五脏之害矣。阳中之少阴肺，其原出于太渊，太渊二。阳中之太阳心，其原出于大陵，大陵二。阴中之少阳肝，其原出于太冲，太冲二。阴中之至阴脾，其原出于太白，太白二。阴中之太阴肾，其原出于太溪，太溪二。膏之原出于鸠尾，鸠尾一。肓之原出于脖胦，脖胦一。凡此十二原者，主治五脏六腑之有疾者也。胀取三阳，飧泄取三阴。"

**小博士 解说**

十二原穴，太渊、大陵、太冲、太白、太溪，左右各一共十穴，以及鸠尾、脖胦（即气海穴，脐下寸半）二穴，临床上以太冲与太溪最具疗效；太白，因为位居大踇趾内侧，皮薄，神经敏感度高，对患者而言痛感十分强烈；如果需针太白，则可取三阴交代；一如《伤寒论》之期门，临床上，太冲可取代期门，可见活用穴位的功能是很重要的。

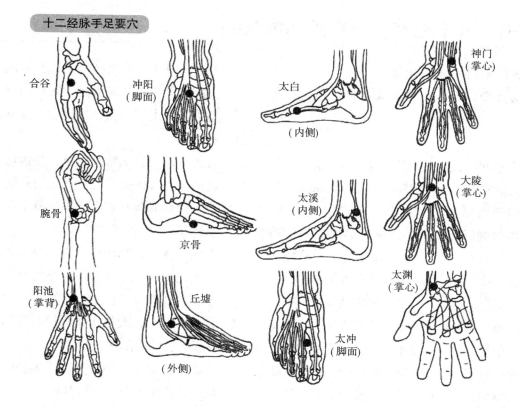

**十二经脉手足要穴**

合谷

冲阳（脚面）

太白（内侧）

神门（掌心）

腕骨

京骨

太溪（内侧）

大陵（掌心）

阳池（掌背）

丘墟（外侧）

太冲（脚面）

太渊（掌心）

✚ **知识补充站**

　　耳朵是面部五官中的望诊轴心，临床上，其重要性超过《内经·五色》的"独决于明堂"与"常候阙中"。耳朵关系着听觉与后段的脑神经，明堂与阙中关系着视觉、味觉和嗅觉，以及前段的脑神经。平常，通过脸颊外侧（含眼、耳朵）可观察生活与工作状况，脸颊内侧（含眼、鼻）反映情绪与饮食状况。脸颊内侧的鼻、唇两侧发黑，是吃错食物了。脸颊外侧颜色黑，是近期工作不顺，手脚伸展不开。黑色由外侧往内，表明忙碌不已，累的几近枯竭。色黑在内侧，往外散开，说明最近营养失调，需调理补救。影响内侧颜色的因素是饮食与心理，影响外侧颜色的因素则是手脚活动量、汗流多寡及工作环境好坏。

## 5-6 六十七难：募在阴而俞在阳

五脏募皆在阴，俞在阳者。

阴病行阳，阳病行阴，故令募在阴，俞在阳。

《伤寒论》："阳明病下血、谵语，为热入血室。头汗出刺期门，随其实而泻之，濈然汗出则愈。"四条文皆刺期门（其中一条加刺巨阙穴），肝乘肺名曰横，诊治肝俞、肺俞、期门、巨阙等穴；肝乘脾名曰纵，诊治肝经脉与脾经脉的太冲、中封、三阴交、地机等穴。热入血室是腹膜与肝门静脉循环系统出了问题，脑下垂体与下丘脑也有状况，妇女月经不调，男人压力过大，影响内分泌，造成新陈代谢失调。针对此症状，刺期门不如刺太冲，临床上取穴方便，施治安全，疗效又高；服小柴胡汤不如"无犯胃气及上二焦"，从调整饮食与生活作息着手，过劳要休息或度假，暴饮暴食、抽烟酗酒的则要戒烟酒，改变饮食方式，少量多餐多变化，环境空气不良者要变换环境，其效果如《伤寒论》"勿治之，得小便利，必自愈"；"不更衣十日，无所苦也，渴欲饮水，少少与之，但以法救之。"

手脚的俞穴是临床针灸要穴，也是诊断要穴，尤其是六阴经：

（1）太冲（肝），大踇趾与第二趾缝间，是胆经脉终止（从大趾次趾内出其端还贯爪甲出三毛）。枯黯者，多胸闷腹胀。

（2）太白（脾），大踇趾内侧，是脾经脉起始（大趾内侧白肉际），胃经脉终止。枯黯或静脉多者，脾气易失控或情绪起伏大。

（3）太溪（肾），脚内踝后方，是肾经脉别入之处（别之跟中）。枯黯又青筋多者，多腰膝无力、常酸痛。

（4）太渊（肺），大拇指掌骨后腕缝间，枯黯者，呼吸不顺畅。

（5）大陵（心包），中指掌骨后腕缝间，枯黯或静脉多者，情绪多起伏。

（6）神门（心），小指掌骨后腕缝间，青筋多者，心情常郁闷。

（1）至（3）三穴活动量越大，所属脏器越健康，骨肉结实、肌肤亮洁，"足蹈"动作以此三穴区为活动轴心区，该区有踇长伸肌、踇外展肌及胫骨后肌等肌肉组织，其活动能力与生命力成正比。"手舞"动作以（4）至（6）三穴为活动要区，即手腕内侧弯处，从太渊与鱼际间的静脉浮显状况，可观察肺经脉与脾、胃寒热状况。

**小博士解说**

腹募在阴，相关神经系统以周围神经的自主神经及十二对脑神经的大部分为主；背俞在阳，以周围神经的三十一对脊神经及第十一对脑神经为主。表证与慢性疾病，多反映在背俞在阳。里证与急性疾病，多反映在腹募在阴。太冲是肝经脉的俞穴，是肝经脉灌注肝脏的脚部穴位；肝俞、魂门是肝经脉的背俞穴，是肝经脉灌注入肝脏的背部穴位；期门是肝经脉腹募穴，是肝经脉灌注入肝脏的胸腹部穴位，都是养护肝脏与消化器官的重要穴位。

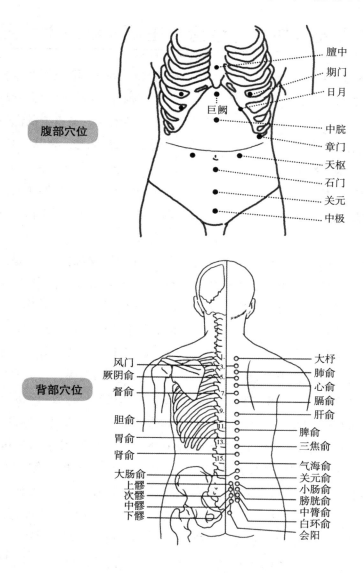

腹部穴位

膻中
期门
日月
巨阙
中脘
章门
天枢
石门
关元
中极

背部穴位

风门
厥阴俞
督俞
胆俞
胃俞
肾俞
大肠俞
上髎
次髎
中髎
下髎

大杼
肺俞
心俞
膈俞
肝俞
脾俞
三焦俞
气海俞
关元俞
小肠俞
膀胱俞
中膂俞
白环俞
会阳

**✚ 知识补充站**

　　《金匮要略》第11章五脏风寒积聚病肝中风寒、肝死脏之证："肝着，其人常欲蹈其胸上，先未苦时，但欲饮热，旋覆花汤主之。"肝脏与横膈、食道之间有状况，或是肝门静脉循环有问题，都可能出现以上的症状，除了旋覆花汤以外，针灸太冲穴疗效最快，或导引按跷太冲穴，也是最方便快速的。肾着之病："其人身体重，腰以下冷痛，腹重如带五千钱，甘姜苓术汤主之。"下半身功能有问题或下腔静脉循环不良，针灸太溪穴，效果好。

# 5-7 六十八难：井荥俞经合所主病（参考七十三难）

五脏六腑，各有井荥俞经合。

（1）出为井，井主心下满，

（2）流（溜）为荥，荥主身热，

（3）注为俞，俞主体重节痛，

（4）行为经，经主喘咳寒热，

（5）入为合，合主逆气而泄。

此五脏六腑井荥俞经合所主病。

出为井，井穴全在手脚末端，井穴可比喻是奉献和牺牲的穴位。心与胃皆为五脏六腑之海，十二井穴是边疆，心与胃犹如是中央政府。脾胃主四肢，手脚末端气血活动量大，边疆进贡多，中央政府也富足，心脏血液输送手脚末端气血量大，中央政府照顾边疆也周全。十二井穴是人体末梢神经，同时也是动静脉分流最敏感的部位，针刺、按摩或任何刺激手法，都可以激发所感应的大脑皮质区、周围神经和中枢神经系统；井穴是全身最敏感且具有疗效的穴位，如刺十宣穴与涌泉穴，可急救心脑血管疾病急证。

活动量（包括运动、劳动）越大，动静脉分流循环越好，休克、中风的概率相对减少。指甲末端的少商、隐白等穴区黯浊、不红润，表明呼吸（少商）或消化（隐白）状况不佳，或兼而有之。少商穴区枯黯，要加

强运动、调整生活习惯及改善空气质量；隐白枯黯则要改善饮食习惯、均衡营养。调理生活慢性疾病，最重要的部位是食道、胃及横膈等；换言之，要从"阳明病之胃家实也"与井穴着手。"井主心下满"，为减缓生活慢性疾病，与其仰赖西药维生，不如针刺与按摩刺激井穴，十指张开与十趾抓地，最能启动井穴。

《内经·本输》井穴是经脉所出，分布有手脚末梢动脉与静脉交接的通道。《内经·缪刺论》："邪客于手足少阴、太阴、足阳明之络（心、肾、肺、脾、胃五络），此五络皆会于耳中，上络左角（左率谷穴），五络俱竭，令人身脉皆动，而形无知也，其状若尸，或曰尸厥。刺其足大指内侧爪甲上，去端如韭叶（隐白），后刺足心（涌泉），后刺足中指爪甲上（厉兑）各一痏，后刺手大指内侧，去端如韭叶（少商）。"刺隐白（足大趾）、少商（手大指），是急救休克、中风之证的首选要穴。

"缪刺"是刺血络，以静脉浮现者为主，不同于刺经脉之"巨刺"，相同的穴位位置，刺经脉与血络不同，经脉以动脉为主，络脉以静脉为主，临床上当辨识之。

小博士解说

《内经·咳论》："五脏之久咳，乃移于六腑。……治脏者治其俞，治腑者治其合，浮肿者治其经。"俞穴治五脏之初咳，以急证为主；合穴治其脏之久咳，主要治疗慢性疾病。俞穴多在腕、踝区，此区肌肤薄而敏感，痛感强烈，适合短期内的快速治疗；合穴多在肘、膝区，肌肤较厚而且痛感不强，适合中长期性的养护治疗。七十三难："刺井泻荥之法，诸井者，肌肉浅薄，气少不足使也。"临床上，刺井的疼痛是一般人无法接受此疗法的主因，所以才用"泻荥"取代之，以及"若当补井，则必补其合"。

脏腑与穴位之对应

| 脏腑 | 出为井 | 流为荥 | 注为俞 | 过为原 | 行为经 | 入为合 |
|------|--------|--------|--------|--------|--------|--------|
| 肺 | 少商 | 鱼际 | 太渊 | 太渊 | 经渠 | 尺泽（肘中动脉） |
| 心 | 中冲 | 劳宫 | 大陵 | 大陵 | 间使 | 曲泽 |
| 肝 | 大敦 | 行间 | 太冲 | 太冲 | 中封 | 曲泉 |
| 脾 | 隐白 | 大都 | 太白 | 太白 | 商丘 | 阴陵泉 |
| 肾 | 涌泉 | 然谷 | 太溪 | 太溪 | 复溜 | 阴谷 |
| 膀胱 | 至阴 | 通谷 | 束骨 | 京骨 | 昆仑 | 委中 |
| 胆 | 窍阴 | 侠溪 | 临泣 | 丘墟 | 阳辅 | 阳陵泉 |
| 胃 | 厉兑 | 内庭 | 陷谷 | 冲阳 | 解溪 | 足三里、上巨虚、下巨虚 |
| 三焦 | 关冲 | 液门 | 中渚 | 阳池 | 支沟 | 天井 |
| 小肠 | 少泽 | 前谷 | 复溜 | 腕骨 | 陷谷 | 小海 |
| 大肠 | 商阳 | 二间 | 三间 | 合谷 | 阳溪 | 曲池 |

**身体部位与脏腑穴位之对应**

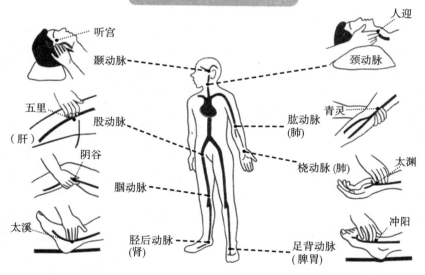

**✚ 知识补充站**

"井"主心下满，多在指、趾末端处，针灸或活动可助消化排泄。
"荥"主身热，多在指掌与趾跖关节处，针灸或活动可发汗利排泄。
"俞"主体重节痛，多在掌、跖关节处，针灸或活动轻体重缓节痛。
"经"主喘咳寒热，多在腕、踝关节处，针灸或活动可顺畅呼吸排泄。
"合"主逆气而泄，多在膝、肘关节处，针灸或活动可顺气止泄。

# 第六章

# 针疗法：六十九至八十一难

6-1　六十九难：补母泻子之治

6-2　七十难：四时针刺之法（参考六十五难）

6-3　七十一难：针刺荣卫之浅深

6-4　七十二难：迎随调气之方（参考七十九难）

6-5　七十三难：刺井泻荥之法（参考六十八难）

6-6　七十四难：四时针刺之异

6-7　七十五难：肝实肺虚泻火补水之道（参考七十九难、八十一难）

6-8　七十六难：补泻之法与步骤

6-9　七十七难：上工中工之治病

6-10　七十八难：针刺压按与补泻之道（参考八十难）

6-11　七十九难：迎随补泻之法（参考七十五难）

6-12　八十难：入针出针之法（参考七十八难）

6-13　八十一难：实实虚虚之害（参考一难、十二难、四十八难、七十五难、七十七难）

## 6-1 六十九难：补母泻子之治

**虚者补之，实者泻之，不虚不实，以经取之，何谓也？**

1.虚者补其母，实者泻其子。

2.当先补之，然后泻之。

3.不虚不实，以经取之者，是正经自生病，不中他邪也，当自取其经，故言以经取之。

七十四难："秋刺经者，邪在肺。"七十九难："迎而夺之，泻其子。随而济之，补其母。"补母泻子，自取其经，为"母子取经"，非独针灸、按摩如此，用药与人际互动亦然。虚者宜善为照顾来源出处，使之源源不绝，如肝虚补肾，肾气丸补肝肾不足、真阴亏损。实者宜清理疏通去处，使之畅通无阻，如心实用泻心汤理脾胃。不虚不实，自理门户，理中丸之治脾胃。

体内呼吸调节，大脑、延脑属"行动调节"，延脑与颈动脉窦和大脑皮质属"化学调节"，延脑到肺泡属"神经调节"。肺循环，从右心室射出（含二氧化碳）静脉血流入肺动脉，再流至肺泡周围的毛细血管网，进行气体交换，使静脉血（含二氧化碳）变成含氧丰富的动脉血（含氧），再经肺静脉注入左心房。呼吸缓慢而长是最健康的，呼吸急促而短是不健康的。气血在一瞬间交换，（1）把氧气从肺泡送到毛细血管网，如果肺泡与毛细血管网交换不顺畅，吸气就会困难或短气（缺氧）；（2）把二氧化碳从毛细血管网的血液送到肺泡里，如果毛细血管网与肺泡交换不顺畅，呼气就会出现咻咻声，这是气泡与支气管摩擦的声音。

呼吸作用，呼出与心、肺相关，吸入与肾、肝相关，呼吸之间以脾胃为主；通过延脑与颈动脉窦及大脑皮质的化学调节，呼吸与五脏六腑皆相关。大脑与延脑的行动调节，连系着肝经脉与督脉（心经脉）的会于巅顶。延脑到肺泡的神经调节，就是连系着肺经脉的起于中焦（脾经脉）。补母泻子，自取其经，识之为"母子取经"，衍伸到用药与人际互动上，即要善结关系，多予关心，上工善其事，必先利其器，不外乎"心"也。

《内经·终始》："三脉动于足大指之间，必审其实虚。虚而泻之，是谓重虚，重虚病益甚。凡刺此者，以指按之，脉动而实且疾者疾泻之，虚而徐者则补之。反此者病益甚。……手屈而不伸者其病在筋，伸而不屈者其病在骨，在骨守骨，在筋守筋。补须一方，实深取之，稀按其痏以极出其邪气。一方虚，浅刺之以养其脉，疾按其痏，无使邪气得入。邪气来也紧而疾，谷气来也徐而和。脉实者深刺之以泄其气；脉虚者浅刺之，使精气无得出，以养其脉，独出其邪气。"

**小博士解说**

人体的第一道防线是皮肤，其次是黏膜（含胃及脏器的黏膜），再者才是抵抗病毒的机制。皮肤从头顶与四肢末端开始，黏膜从鼻子开始，如果少商穴（手大拇指端外侧，属肺经脉）或至阴穴（脚小趾外侧端，属膀胱经脉）感到冰冷、发麻，反映免疫抗毒能力降低了。黏膜除鼻黏膜外，还有口腔、舌蕾、耳膜、泪管、阴道、尿道等都有黏膜组织。

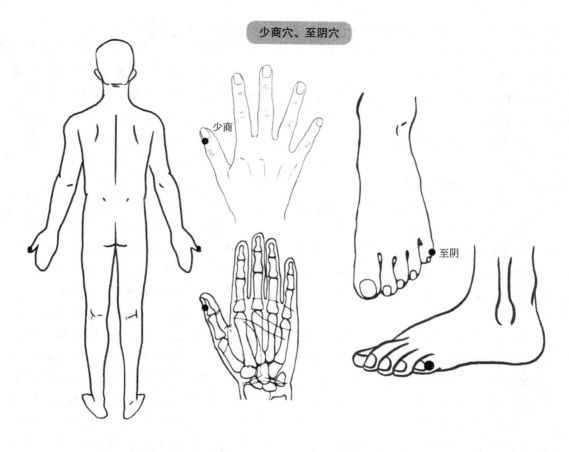

少商穴、至阴穴

### 虚实之补泻治则

| 虚实 | 补泻治则 |
|------|----------|
| 虚 | 虚者补其母 |
| 实 | 实者泻其子，当先补之，然后泻之 |
| 不虚不实 | 以经取之者，是正经自生病，不中他邪也，当自取其经，故言以经取之 |

**✚ 知识补充站**

　　呼吸、听力都有"阈值"，酸碱的pH值在7.35~7.45之间，只有0.1的弹性空间。多下降一点就引起酸中毒，上升太多就是碱中毒。有代谢性的酸中毒、碱中毒，也有呼吸性的酸中毒、碱中毒。人体有自体调整机制，当出现代谢性的碱中毒时，自动会以呼吸性来代偿；反之，出现呼吸性的碱中毒就会由代谢性来代偿。药吃得不适当等，一旦违反和谐及平衡，就会有代谢问题而上吐或下泻，或出现呼吸性问题而发烧或咳嗽等。

## 6-2　七十难：四时针刺之法（参考六十五难）

1.春夏刺浅，秋冬刺深者，
(1) 春夏者，阳气在上，人气亦在上，故当浅取之；
(2) 秋冬者，阳气在下，人气亦在下，故当深取之。

2.春夏各致一阴，秋冬各致一阳者，
(1) 春夏温，必致一阴者，初下针，沉之至肾肝之部，得气引持之阴也；
(2) 秋冬寒，必致一阳者，初内针，浅而浮之至心肺之部，得气推内之阳也。是谓春夏必致一阴，秋冬必致一阳。

　　春夏温暖，血液流动量大，浅取之，必致一阴者，初下针，沉之至肾肝之部，得气（血流更顺畅）引持之阴也；秋冬寒冷，血液流动量较小，深取之，必致一阳者，初内针，浅而浮之至心肺之部，得气推内之阳也。所谓春夏必致一阴，因春夏温暖，血液流动量大，可藉由深刺或留针提高疗效。秋冬必致一阳，秋冬寒冷，血液流动量较小，不可能藉由深刺或留针提高疗效，只能浅刺或短时间留针，维持正常疗效；最重要的是要确实有"得气"，以发挥疗效。

　　《内经·官针》："脉之所居深不见者，刺之微内针而久留之，以致其空脉气也。脉浅者勿刺，按绝其脉乃刺之，无令精出，独出其邪气耳。三刺则谷气出者，先浅刺绝皮，以出阳邪；再刺则阴邪出者，少益深绝皮致肌肉，未入分肉间也；已入分肉之间，则谷气出。故刺法曰始刺浅之，以逐邪气而来血气；后刺深之，以致阴气之邪；最后刺极深之，以下谷气。此之谓也。"

　　《内经·终始》："凡刺之道，气调而止。……补则实，泻则虚，痛虽不随针，病必衰去。必先通十二经脉之所生病，而后可得传于终始矣。……凡刺之属，一刺则阳邪出，再刺则阴邪出，三刺则谷气至，谷气至而止。所谓谷气至者，已补而实，已泻而虚，故以知谷气至也。邪气独去者，阴与阳未能调，而病知愈也。故曰补则实，泻则虚，痛虽不随针，病必衰去矣。阴盛而阳虚，先补其阳，后泻其阴而和之。阴虚而阳盛，先补其阴，后泻其阳而和之。……春气在毛，夏气在皮肤，秋气在分肉，冬气在筋骨，刺此病者，各以其时为齐。故刺肥人者，以秋冬之齐；刺瘦人者，以春夏之齐。"

　　《内经·缪刺论》："邪客于手足少阴、太阴、足阳明之络，此五络皆会于耳中，上络左角，五络俱竭，令人身脉皆动，而形无知也，其状若尸，或曰尸厥。"

### 小博士解说

　　手腕三阳穴区肤表干净、有弹力，其人神采奕奕；穴区枯黯软陷，则精疲力竭，多搓揉转动可使人精神焕发。春夏温，多搓揉手腕三阳穴。

　　手腕三阴穴区干净有力，其人有活力；穴区枯黯软陷，则心情苦闷，多搓揉转动让人神采飞扬。秋冬寒，多搓揉手腕三阴穴。

　　俞穴、原穴多在掌、跖关节处，或腕、踝关节处，针灸或活动可促进四肢动脉、静脉循环，尤其是微血管的运行。

率谷穴

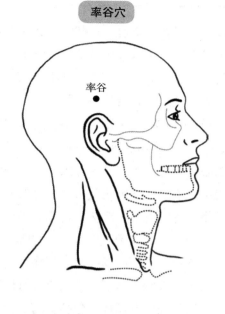

手腕三阳穴与三阴穴

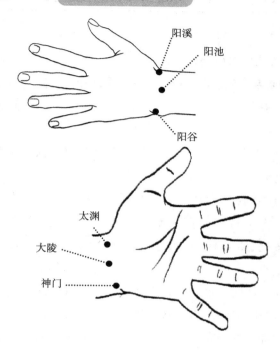

**四时针刺之法**

| 四季 | 浅深 | 气之上下 | 针刺深浅 |
|------|------|----------|----------|
| 春夏 | 刺浅 | 阳气在上，人气亦在上，故当浅取之 | 必致一阴者，初下针，沉之至肾肝之部，得气，引持之阴也 |
| 秋冬 | 刺深 | 阳气在下，人气亦在下，故当深取之 | 必致一阳者，初内针，浅而浮之至心肺之部，得气，推内之阳也 |

**＋知识补充站**

　　老人与女性手脚冰冷，若几乎摸不到脉搏，即见《伤寒论》"少阴之为病脉微细"之状况，多见《内经·三部九候论》："九候之相应也，上下若一，不得相失。"一旦"九候不一"，多有动脉硬化或血管不通的问题，年长者多器官衰退老化，体弱虚寒、血虚寒凝、手脚冰冷，多因血管壁胆固醇累积，下肢动脉狭窄，导致周边组织血液变少，末梢血液循环不良，无法正常灌流。

　　动脉血管硬化，血管壁增厚，血液难以流通等，是造成手脚冰冷的主因；生理上，自主神经会先把血液送到脑部和心脏；四肢缺氧，无法产生热能，手脚就冰冷，四肢若有伤口也不易痊愈。天温之春夏，血液流动量大，活动手脚末梢就足以促进循环，天冷之秋冬，血液流动量较小，要运动到肘、膝区才有益循环。

## 6-3 七十一难：针刺荣卫之浅深

刺荣无伤卫，刺卫无伤荣：

1. 针阳者，卧针而刺之；
2. 刺阴者，先以左手摄按所针荣俞之处，气散乃内针。

《内经·官针》论及针刺有其节制，以因应十二经脉。刺有十二节，以应十二经。一曰偶刺，治心痹。二曰报刺，刺痛无常处，上下行者，直内无拔针，以左手随病所按之，乃出针复刺之。三曰恢刺，治筋痹。四曰齐刺，治寒气小深者。五曰扬刺，治寒气之搏大者。六曰直针刺，治寒气之浅者。七曰输刺，治气盛而热者。八曰短刺，刺骨痹，稍摇而深。九曰浮刺，治肌急而寒者。十曰阴刺，治寒厥。十一曰傍针刺，治留痹久居者。十二曰赞刺，治痈肿。其中报刺之刺法"以左手随病所按之，乃出针复刺之也"，以及此"先以左手摄按所针荣俞之处，气散乃内针"之针法，都是左、右手合作无间，运用于临床，触类旁通，可以融会贯通。

《内经·终始》："病痛者阴也，痛而以手按之不得者，阴也，深刺之。病在上者阳也，病在下者阴也。痒者阳也，浅刺之。病先起阴者，先治其阴而后治其阳；病先起阳者，先治其阳而后治其阴。"

"肝经脉最后注入肺"，小青龙汤相应于此，治疗因肝影响肺而并见的干呕或咳嗽。泻心汤则因应于"肝经脉挟胃属肝络胆上贯膈"，治疗因肝影响脾胃而并见的心下闷痛。小青龙汤先治吐涎沫，与泻心汤适合涎沫止才治痞，此二汤方先治肺（呼吸）后治脾胃（饮食）。泻心汤（治心下痞，亦治霍乱）与半夏天麻白术汤，帮助胸导管回流心脏，促进腹腔脉管循环，包括食道、胃、下腔静脉系统等，进而治痞证，改善荣气之运行。

横膈与食道下括约肌为界，食道裂孔、主动脉裂孔、下腔静脉裂孔等横膈三大裂孔中，下腔静脉与胸导管并驾上行，食道与主动脉往下走；胸导管收集横膈以下淋巴，包括下肢的淋巴液，及收集肠胃的乳糜（来自乳糜池的脂质营养）。泻心汤与半夏天麻白术汤专治此类厥心痛，改善卫气之运行。

**小博士解说**

《内经·缪刺论》："人有所堕坠，恶血留内，腹中满胀，不得前后，先饮利药，此上伤厥阴之脉，下伤少阴之络，刺足内踝之下（照海穴），然骨之前（然谷穴）血脉出血，刺足跗上动脉（冲阳穴），不已，刺三毛上（大敦穴）各一痏，见血立已，左刺右，右刺左。善悲惊不乐，刺如右方。"

"邪客于五脏之间，其病也，脉引而痛，时来时止，视其病，缪刺之于手足爪甲上，视其脉，出其血，间日一刺，一刺不已，五刺已。"针阳者，卧针而刺之；刺阴，先左手摄按所针荣俞处，气散乃内针，刺荣无伤卫，刺卫无伤荣。

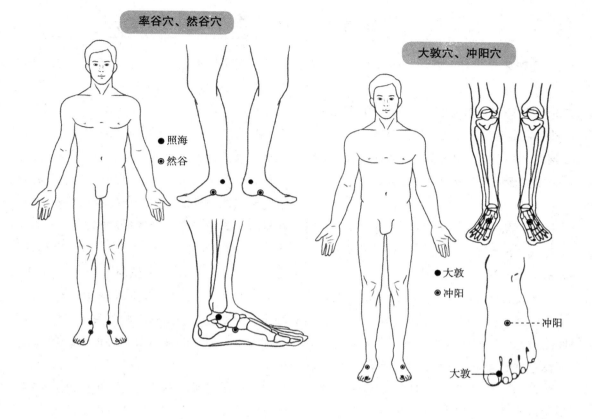

率谷穴、然谷穴

● 照海
◉ 然谷

大敦穴、冲阳穴

● 大敦
◉ 冲阳

◎-----冲阳

大敦

**针刺阳阴之要领**

| 阳阴 | 针刺要领 |
|------|----------|
| 针阳 | 卧针而刺之，浅刺 |
| 刺阴 | 先以左手（或右手）摄按所针荥俞之处，气散乃内针，深刺 |

**＋知识补充站**

　　血液或血管出问题，会影响血液运行。血液方面的问题，如血液量不足、血液含铁量不足、血红素不足、红细胞不足；血管问题，如血管内径狭窄、硬化、阻塞等。血压低，多血液运行不良，易造成手脚冰冷；血糖低，多热量不足或贫血，也会导致手脚冰冷。贫血造成的手脚冰冷，特别容易发生在女性身上。因为缺乏铁质，影响血中氧气输送，无法产生热能，以致手脚冰冷，只要补充铁质、解决贫血问题，多能改善手脚冰冷现象。

## 6-4 七十二难：迎随调气之方（参考七十九难）

能知迎随之气，可令调之，调气之方，必在阴阳：

1. 所谓迎随者，知荣卫之流行，经脉之往来也。随其逆顺而取之，故曰迎随。

2. 调气之方，必在阴阳者，知其内外表里，随其阴阳而调之，故曰调气之方，必在阴阳。

　　七十九难"迎随补泻"，迎而夺之（正面迎战）泻其子，安得无虚，随而济之（后面追随）补其母，安得无实。

　　桂枝汤是《温病条辨》与《伤寒论》的第一药方，服用单一桂枝汤的时候很少，延伸出服完药后喝热稀粥与闷汗，就是要"好好休息"以防范过劳猝死。治未病，目的是要防范大病出现。桂枝汤服后啜热粥，覆被微汗出，服药后慢慢热身，启动安静状态下的静脉，人在安静时，64%血液贮存在静脉与微静脉内（其余分布于肺循环血管的占9%，心脏7%，体循环的动脉与微动脉13%，体循环内的微血管7%），主要的血液贮藏器是胸腹部脏器（特别是肝脏与脾脏的静脉）及皮肤的静脉。温服桂枝汤加热粥可启动这些脏器的静脉，覆被则活络皮肤的静脉，令静脉所含废物及毒素从汗排出。这就是"阴阳俱不足，不可饮以至剂，以迎随调气之阴阳"之临床衍伸。

　　血压（心脏）与呼吸（肺脏）关系密切，呼吸（肺脏）者脉（心脏）之头也，血压与呼吸运行过程紧密关联，培养有氧运动（肺脏）深呼吸（心脏）习惯，可改善高血压与雷诺综合征的手脚冰冷；血压控制中枢在延脑，影响自主神经的活动性，改变心输出量（CO）及全身周边血管阻力，以维持全身血压稳定；心输出量即为心率（HR）与心搏量（SV）的乘积（CO=HR×SV）。感压反射通过影响延脑来调节自主神经系统活性，维持原本的动脉血压。延脑被称为生命中枢，在于它可维持呼吸、心跳及血压；调节呼吸的化学接受器反射，也由延脑来控制呼吸速率。这即可解释"阴阳俱不足，要迎随调气之阴阳"。

　　《内经·终始》："平人者不病，脉口人迎应四时，上下相应而俱往来，六经之脉不结动也，本末寒温之相守司，形肉血气必相称，是谓平人。阴阳俱不足，……可将以甘药，不可饮以至剂。"就是迎随调气阴阳之正道。

**小博士解说**

　　《内经·终始》："刺诸痛者，其脉皆实。""病生于头者头重，病生于手者臂重，病生于足者足重，治病者先刺其病所从生者也。"扶突与人迎分属胃经脉与大肠经脉，和颈前动脉与消化排泄互动消长。天容与天窗分属小肠经脉与胆经脉，和颈后动脉与吸收状况互动消长。

　　《内经·宝命全形论》："刺虚者须其实，刺实者须其虚。经气已至，慎守弗失，深浅在志，远近若一，如临深渊，手如握虎，神无营于众物。"人命是宝贵的，为医者，临证时应以审察至微的态度，全神贯注，小心用针。

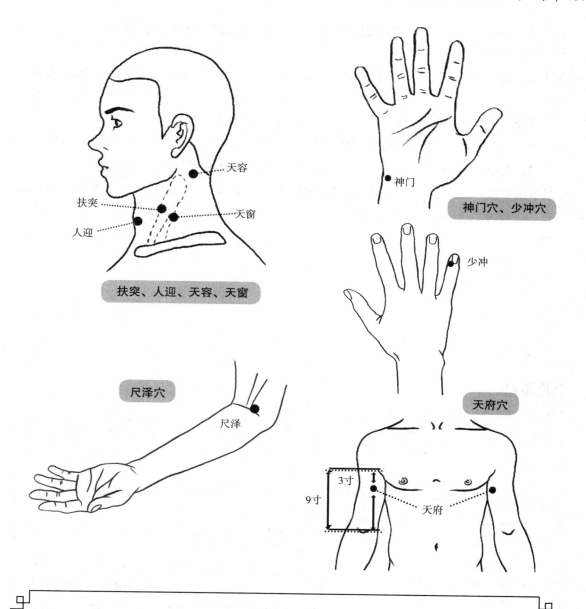

扶突、人迎、天容、天窗

尺泽穴

神门穴、少冲穴

天府穴

**✚ 知识补充站**

　　《内经·本神》："肝藏血，血舍魂，肝气虚则恐，实则怒。脾藏荣，荣舍意，脾气虚则四肢不用。五脏不安，实则腹胀，经溲不利。心藏脉，脉舍神，心气虚则悲，实则笑不休。肺藏气，气舍魄，肺气虚则鼻塞不利少气，实则喘喝胸盈仰息。肾藏精，精舍志，肾气虚则厥，实则胀。五脏不安，必审五脏之病形，以知其气之虚实，谨而调之也。"医者临证，当了解调气之方，必在阴阳，知其内外表里，随其阴阳而调之。五脏不安，必审五脏之病形，以知其精、神、意、魂、魄等精神活动之虚实，谨慎调之也。

## 6-5 七十三难：刺井泻荥之法（参考六十八难）

诸井者，肌肉浅薄，气少不足使也，刺之奈何？

1. 诸井者，木也，荥者，火也。

2. 火者，木之子，当刺井者，以荥泻之（肌肉浅薄，气少不足使也）。

3. 补者不可以为泻，泻者不可以为补，此之谓也。（参考六十九难、七十六难、七十九难）

诸经之井皆在手足之指梢，肌肉浅薄之处，气血少，不足使为补泻也，故设当刺井者，只泻其荥。

若当补井，则必补其合，合多在肘与膝附近，肌肉更厚之处，气血更多。

在临床上，泻其荥与补其合之运用，以指压及导引运动最见效果。

**小博士解说**

《内经·缪刺论》刺井泻荥之运用

| 邪客之经络 | 病证 | 治疗刺法 |
|---|---|---|
| 足少阴之络 | 令人卒心痛暴胀，胸胁支满，无积 | 刺然骨之前出血，如食顷而已。不已，左取右，右取左。病新发者，取五日，已 |
| 足太阴之络 | 令人腰痛，引少腹控眇，不可以仰息 | 刺腰尻之解两胛之上是腰俞，以月死生为痏数，发针立已，左刺右，右刺左 |
| 足厥阴之络 | 令人卒疝暴痛 | 刺足大指爪甲上与肉交者（大敦穴）各一痏，男子立已，女子有顷已，左取右，右取左 |
| 足太阳之络 | 令人头项肩痛 | 刺足小指爪甲上与肉交者（至阴穴）各一痏，立已，不已，刺外踝下（申脉穴）三痏，左取右，右取左，如食顷已 |
| 足少阳之络 | 令人胁痛不得息，咳而汗出 | 刺足小指次指爪甲上与肉交者（足窍阴穴）各一痏，不得息立已，汗出立止；咳者温衣饮食，一日已。左刺右，右刺左，病立已；不已，复刺如法 |
| 足阳明之经 | 令人鼽衄，上齿寒 | 刺足中指次指爪甲上与肉交者（内厉兑穴）各一痏，左刺右，右刺左 |
| 手阳明之络 | 令人气满胸中，喘息而支胠，胸中热 | 刺手大指次指爪甲上，去端如韭叶（商阳穴）各一痏，左取右，右取左，如食顷已 |
| 手阳明之络 | 令人耳聋、时不闻音 | 刺手大指次指爪甲上，去端如韭叶（商阳穴）各一痏，立闻；不已，刺中指爪甲上与肉交者（中冲穴），立闻；其不时闻者，不可刺 |

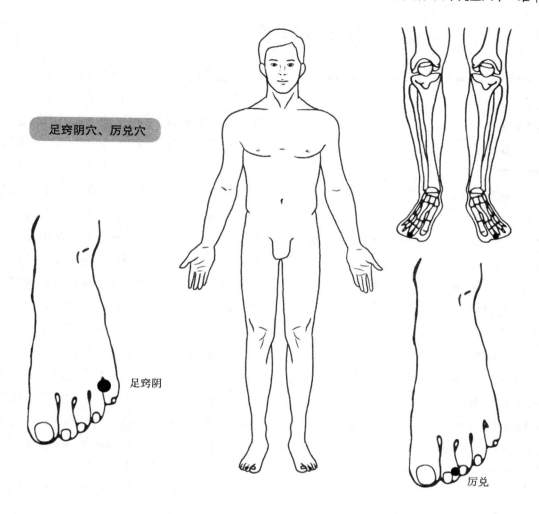

足窍阴穴、厉兑穴

足窍阴

厉兑

✚ 知识补充站

　　心气不足，心脏没有足够力量将血液顺畅输达四肢末梢；脾气不足，脾胃虚弱，胃口不佳，消化不良，身体无法吸收足够营养以转化能量。有些药物的副作用会造成四肢冰冷，如降血压药中的β受体阻断剂，可使血压降低，心跳变慢，血液氧气较慢传导到四肢末端，手脚无法产热；肠胃道出血，身体在自主神经防卫机制下，会首先保证脑部、心脏有血液维持正常作用，四肢会受影响，以致冰冷。

# 6-6 七十四难：四时针刺之异

1.春刺井，夏刺荥，季夏刺俞，秋刺经，冬刺
  合者，

（1）春刺井者，邪在肝；

（2）夏刺荥者，邪在心；

（3）季夏刺俞者，邪在脾；

（4）秋刺经者，邪在肺；

（5）冬刺合者，邪在肾。

2.肝、心、脾、肺、肾而系于春、夏、秋、冬
  者。

五脏一病，辄有五色，假令肝病，

（1）色青者肝，

（2）臊臭者肝，

（3）喜酸者肝，

（4）喜呼者肝，

（5）喜泣者肝，

其病众多，不可尽言也。

四时有数，并系于春、夏、秋、冬。针之要
妙，在于秋毫。

　　春刺井，夏刺荥，季夏刺俞，秋刺经，
冬刺合者，随着季节的推移，气温升降变
化，春天温暖，宜刺手脚末梢的井穴；因末
梢肌肤薄、敏感、痛感强，较适合浅刺与短
疗程治疗。冬天冷，刺肘、膝区的合穴，肘
膝肌肤较厚，不如手脚末梢敏感，痛感不

强，适合深刺与较长疗程之治疗。

　　厥逆，四肢冰冷，最常见于年长者与女
性，这两类人群手脚冰冷的主因不同，多伴
有心脏血管不通畅的问题。十女九郁，情绪
波动，气郁、血液运行不畅通，自主神经失
调；女性一旦神经紧张，交感神经作用太
强，引发紧张、冒冷汗，引起血管收缩，血
液循环即受阻不畅，再加上每个月的月经失
血，手脚自然冰冷。当血液循环受阻，自主
神经会选择牺牲四肢，把血液送到脑部和心
脏，以及较重要的脏器，四肢因此缺氧，无
法顺利产生热能，于是手脚容易冰冷。

　　手脚冰冷，合并单侧手足无力、心绞痛
等，要特别留意是否有动脉硬化现象。这类
病人约有七成会出现心血管疾病，心肌梗塞
与脑中风概率相对较高。常人脚的血压会高
于手部的血压，有心肌梗塞等风险的病人，
因为血管不通，血液循环受阻，手部的血压
会高于脚部血压。引起四肢冰冷的原因很
多，如体格瘦弱、脂肪不足者，体质虚弱，
末梢血液循环不良，多不易保暖；气虚血少
者，血液量不足，血液运行不通畅；肝气郁
者，容易紧张，情绪郁闷，阳气无法通透，
气机不畅，阻郁气血运行至末梢，于是手脚
冰冷，即使夏天亦如此。

**小博士解说**

　　糖尿病患者，因血管神经病变，脂肪代谢不正常，血液循环不顺畅，常有四肢冰冷现象。甲
状腺机能低下者，通常心跳较慢，新陈代谢率降低，无法把血液氧气充分送达四肢，因此怕冷，
也容易四肢冰冷。脑萎缩或小儿麻痹等中枢神经病变患者，因脑部萎缩、患侧萎缩，血管较细
小，血氧含量降低，产热较慢，所以四肢冰冷，患侧手脚会更冰冷。

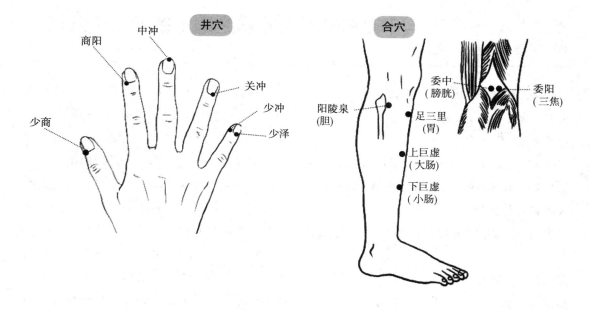

## 《内经·水热穴论》四季取穴之比较

| 四季 | 取穴部位 | 四季取穴之辨证及施治 |
|------|----------|----------------------|
| 春 | 络脉分肉 | 春者，木始治，肝气始生，肝气急，其风疾，经脉常深，其气少，不能深入，故取络脉分肉间 |
| 夏 | 盛经分腠 | 夏者，火始治，心气始长，脉瘦气弱，阳气留溢，热熏分腠，内至于经，故取盛经分腠，绝肤而病去者，邪居浅也，所谓盛经者，阳脉也 |
| 秋 | 经、俞 | 秋者，金始治，肺将收杀，金将胜火，阳气在合，阴气初胜，湿气及体，阴气未盛，未能深入，故取俞以泻阴邪，取合以虚阳邪，阳气始衰，故取于合 |
| 冬 | 井、荣 | 冬者，水始治，肾方闭，阳气衰少，阴气坚盛，巨阳伏沉，阳脉乃去，故取井以下阴逆，取荣以实阳气。故曰：冬取井荣，春不鼽衄 |

---

**✚ 知识补充站**

　　手脚冰冷时，发现手足肤色转为苍白，一会儿变成蓝紫色，最后充血成红色，同时手指或脚趾感到麻木刺痛，可能是雷诺症。类风湿性关节炎是自身免疫疾病，体内的一种抗体会让血管出现暂时性的痉挛，以致手脚冰冷，尤其是冬天或是情绪激动时，一旦天气变暖和，多会恢复正常。

　　亦见老烟枪也会手脚冰冷，是因为瞬间吸入大量尼古丁，让血管收缩；长期抽烟者体内含有大量尼古丁，也会造成末梢血液循环障碍；亦有因此脚趾头逐渐坏死，严重到截肢的病例。

## 6-7 七十五难：肝实肺虚泻火补水之道（参考七十九难、八十一难）

东方实，西方虚，泻南方，补北方。

金木水火土，当更相平。

东方木也，西方金也。

木欲实，金当平之；火欲实，水当平之；

土欲实，木当平之；金欲实，火当平之；

水欲实，土当平之。

东方肝也，则知肝实，西方肺也，则知肺虚。

泻南方火，补北方水。

南方火，火者，木之子也；北方水，水者，木之母也。水胜火，子能令母实，母能令子虚，故泻火补水，欲令金不得平木也。

经曰：不能治其虚，何问其余，此之谓也。

七十五难"肝实肺虚"、八十一难"肝实而肺虚"补水益肾，肾水为子，肺金为母，子能令母实，补肾水益肺金；补肾水，养益肾上腺皮质激素分泌机制，进而改善呼吸功能。泻火益肝，肝木为母，心火为子，母能令子虚，泻心火益肝木；泻心火，顺畅血管循环，进而改善肝功能。

东方实，西方虚，泻南方，补北方者，木金火水欲更相平也；木火土金水之欲实，子能令母实，母能令子虚；泻南方火，补北方水者，泻火以抑其木（东方实），补水以济其金（西方虚），取相制以求和顺；泻火补水，欲令金不得平木，泻火补水则水胜火，火气馁则取气于木，木乃减而不复实。水为木母，母能令子虚，金不得平木，是不以金平木，则必泻火补水而旁治之，使木金之气自然两平和顺。

仲景云：木行乘金，名曰横。《内经·五运行大论》：气有余，则制己所胜，而侮所不胜。木实金虚，是木横而凌金，侮所不胜也；木实本以金平之，然以其气正强而横，金平之则两不相伏而战，战则实者亦伤，虚者亦败，金虚，本资气于土，然其时土亦受制，未足以资之，故取水为金之子，又为水之母，于是泻火补水，使水胜火，则火馁而取气于木，木乃减而不复实，水为木母，此母能令子虚也。所谓金不得平木，不得径以金平其木，必泻火补水而旁治之，使木金之气自然两平耳。其中关键"取水为金之子，又为水之母，于是泻火补水"是仲景的经典医论，五行生克可切实运用于临床表现，延伸"泻火补水"用之于日常生活的时候，就是开心的活动以（动）泻（心）火，饮食苦涩而甘甜的（静）补（肾）水。

**小博士解说**

肝脏与脾脏的藏血量约可高达全身血液总量之70%，两脏负责大部分的制造血液工作；饮食控制不良会妨碍它们的生理调节效率。"中工不晓相传，见肝之病，不解实脾"，聚焦于肝脏之虚与实，来泻肝脏之郁，或补肝脏之虚，忽略了肝脏的能量来自消化道（脾脏与胃肠），是临床上常会发生的事。另外，《伤寒论》"少阴病但欲寐"，急性少阴病多真武汤或四逆汤以补水，慢性少阴病多肾气丸以补水益木，或补中益气汤以益木，肝肾真阴总是母子连心。

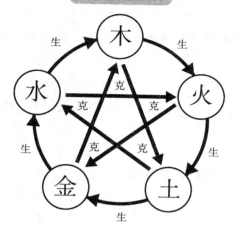

五行生克关系图

五脏与五行、五味及相关生命机能

| 五脏 | 五行 | 五味 | 生命机能 |
|------|------|------|----------|
| 肝 | 木 | 酸 | 营养（饮食提供营养） |
| 心 | 火 | 苦 | 血液（营养养益血液） |
| 脾 | 土 | 甘 | 免疫（血液维护免疫） |
| 肺 | 金 | 辛 | 氧气（免疫保障氧气） |
| 肾 | 水 | 咸 | 体液（氧气助益体液） |

**✚ 知识补充站**

　　大脑皮质与呼吸中枢可以随意改变呼吸模式，做到短时间停止呼吸；停止呼吸的力量，仍受控于体内二氧化碳（$CO_2$）与氢离子（$H^+$）蓄积状况，二氧化碳分压（$PCO_2$）及浓度高则标准提高，强烈刺激呼气中枢；神经传导是通过脑神经及肋间神经送达吸气肌，不论希望或不希望停止呼气，都必须继续呼吸。同时，下丘脑及大脑边缘系统的神经传导亦可刺激呼吸中枢，例如笑或哭等情绪激动变化，都会改变呼吸状况。呼吸分成三阶段：

　　1.大气与肺泡间空气的入（吸气）与出（呼气）。

　　2.肺泡与肺泡周围微血管间的气体交换（$O_2$与$CO_2$）。

　　3.全身微血管内血液与组织细胞间的气体交换。

## 6-8 七十六难：补泻之法与步骤

何谓补泻？当补之时，何所取气？当泻之时，何所置气？

1. 当补之时，从卫取气；
2. 当泻之时，从荣置气。
3. 阳气不足，阴气有余，当先补其阳，而后泻其阴；
4. 阴气不足，阳气有余，当先补其阴，而后泻其阳，荣卫通行，此其要也。

"置气"以调整气血和谐，当补之时，从卫取气，促进静脉血回流心脏；当泻之时，从荣置气，促进动脉血输离心脏。病之虚实不一，补泻之道非一，阳气不足，阴气有余，先补阳而后泻阴以和之；阴气不足，阳气有余，先补阴而后泻阳以和之，则荣卫自然通行矣。如肝病者要顾好脾胃，以促进荣卫通行顺畅。针灸治疗与汤方服用都有补泻之异。

《伤寒论》："太阳病，头痛至七日以上自愈者，以行其经尽故也。若欲作再经者，针足阳明，使经不传则愈。""针足阳明（顾脾、胃——消化器官），使经不传则愈"是经典治则。医理上，"先刺风府、风池（顾督脉、肝、胆——消化附属器官），再与桂枝汤"，针刺于服汤方之前；"针足阳明，使经不传则愈"，用于服汤方之后。

临床上，滞者行其滞，虚者补其虚，可先针足阳明，起针之后再刺风府、风池。重证者则先泻足阳明，再补足厥阴。

《内经·卫气》："五脏者，所以藏精神魂魄者也；六腑者，所以受水谷而行化物者也。其气内干五脏，而外络肢节。其浮气之不循经者，为卫气；其精气之行于经者，为荣气。阴阳相随，外内相贯，如环之无端。亭亭淳淳乎，孰能穷之。然其分别阴阳，皆有标本虚实所离之处。能别阴阳十二经者，知病之所生；候虚实之所在者，能得病之高下；知六腑之气街者，能知解结契绍于门户；能知虚实之坚软者，知补泻之所在；能知六经标本者，可以无惑于天下。"

《内经·终始》："阴盛而阳虚，先补其阳，后泻其阴而和之。阴虚而阳盛，先补其阴，后泻其阳而和之。三脉动于足大指之间，必审其实虚。虚而泻之，是谓重虚，重虚病益甚。凡刺之者，以指按之，脉动而实且疾者疾泻之，虚而徐者则补之。反此者，病益甚。"行间穴与太冲穴区的脉动，不在三部九候脉诊之范围，临床上当掌握其微妙之处。

**小博士解说**

风府穴在枕骨与第一颈骨缝间，多压按揉捏，可改善脑部血液循环与横膈吸气功能，增强免疫力，是治疗感冒风寒、自体免疫疾病的第一要穴。

长强穴在尾骨缝内，多叩按揉压，可改善腹盆腔循环与盆膈辅助呼吸功能，并增强性功能，是养护男女性器官、性功能的第一要穴。

风府穴区的皮下脂肪（赘肉）越多，心脑血管循环越不顺畅，罹患心脑血管疾病概率相对较高，多按捏或刮梳此穴区，可减少中风机率，并聪耳明目。

大椎穴区赘肉多，肾功能不良、肾上腺问题多，揉按此区，可减少性功能障碍，并提神醒脑。

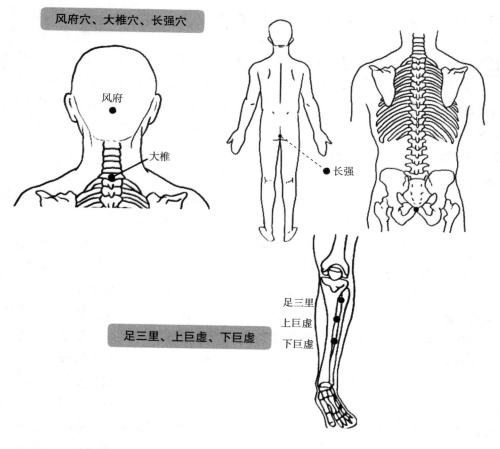

风府穴、大椎穴、长强穴

足三里、上巨虚、下巨虚

**补泻之辨证与步骤**

| 补泻 | 补泻辨证及步骤 |
| --- | --- |
| 补 | 当补之时，从卫取气，从胃肠顾护 |
| 泻 | 当泻之时，从荣置气，从容不迫，除恶务尽 |
| 补阳泻阴 | 阳气不足，阴气有余，先补其阳，而后泻其阴。先补不足再去有余 |
| 补阴泻阳 | 阴气不足，阳气有余，先补其阴，而后泻其阳。先补不足再去有余 |

**＋知识补充站**

　　肝脏负责多达五百多项精细的生理功能，生产合成血液供给心脏，加工转化成优质的血液，储存调整血液量，排泄血液中毒素与废物，解毒并改善血液质量。肝脏是人体最大的器官，是设备完整的化学工厂，具有分泌胆汁、代谢、解毒、免疫等功能；在休息时，人体一半以上的血液都储存在肝脏里，所以，休息与睡眠是最重要的。"温药服之"与"实可下之"以养脾胃，与"有见如入，有见如出"以"补泻"，就是守神之大正道。

## 6-9 七十七难：上工中工之治病

上工治未病，中工治已病者，何谓也？

1. 治未病者，见肝之病，则知肝当传之与脾，故先实其脾气，无令得受肝之邪也，故曰治未病焉。

2. 中工治已病者，见肝之病，不晓相传，但一心治肝，故曰治已病也。

六十一难"望闻问切与神圣工巧"，见肝（消化附属器官）病，先实其脾胃（消化器官），强化身体营养与自体免疫能力，使邪无所入，为治未病，是为上工。见肝病，只治肝不顾脾胃，为中工。治疗肝病要知道肝胆（消化附属器官）与脾胃（消化器官）的从属关系，要从养护消化器官——口腔、食道、胃、肠等着手，来治疗肝病，尤其是慢性肝病。

慢性肝病或门脉高压等基础疾病，多并见肺内血管异常扩张，如气体交换障碍，动脉血氧合作用异常等，及潜在的肝肺综合征（Hepatopulmonary Syndrome，HPS），多是由于生活习惯不良，少数是因为体质不良。

不论肝实或肝虚，关键是精神要轻松愉悦。肝病传予脾，故先实其脾气；又，脾胃主掌意识与智能，在行为方面，修养好脾气，要动脑筋——意识，养善习——智慧，实其脾气，一方面从饮食与营养着手，一方面从动脑筋养善习下工夫。

肝肺综合征的特征是直立型呼吸困难、低氧血症、紫绀。经常无病呻吟又时有呼吸困难，及手脚末梢冰冷缺血色，就是肝脏与肺脏出问题了。肝实而肺虚，要泻肝实补肺虚，泻肝实以通畅消化系统机能，饮食方面要促进吸收与排泄机能；补肺虚要养护呼吸系统机能，需良好的生活型态与空气质量，多缓和运动与活动。肺实而肝虚，要泻肺实补肝虚，泻肺实以通畅呼吸系统机能，要坚持大量有氧运动及促进汗尿通畅；补肝虚是要养护消化与循环系统机能，提升睡眠质量。肝胆主魂，关系到潜意识与精神层面，不论肝实或肝虚，保持正向的精神意念比任何治疗都重要。

### 小博士解说

《内经·小针解》："所谓易陈者，易言也。难入者，难着于人也。粗守形者，守刺法也。上守神者，守人之血气有余不足，可补泻也。神客者，正邪共会也。神者，正气也。客者，邪气也。在门者，邪循正气之所出入也。……粗守关者，守四肢而不知血气正邪之往来也。上守机者，知守气也。机之动，不离其空中者，知气之虚实，用针之徐疾也。空中之机清净以微者，针以得气，密意守气勿失也。……工独有之者，尽知针意也。"

《内经·逆顺》："上工刺其未病者也，其次刺其未盛者也，其次刺其已衰者也；下工刺其方袭者也，与其形之盛者，与其病之与脉相逆者也，故曰方其盛也，勿敢毁伤，刺其已衰，事必大昌，故曰上工治未病，不治已病。"

上工治病于未然，重预防胜于治疗；下工治已病，临证时能掌握望闻问切各项信息，给予患者适证的治疗，也堪称善医。

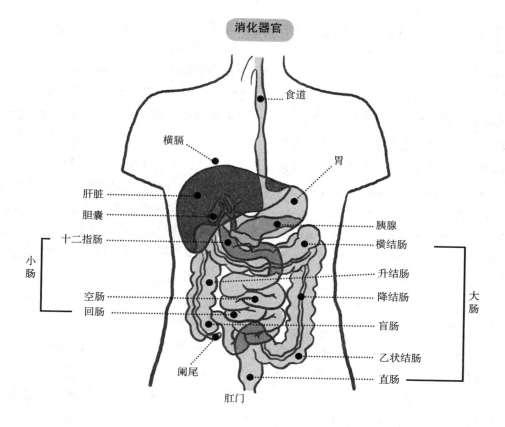

上工中工治病之差异

| 工 | 治法比较 | 配合治疗之要求 |
|---|---|---|
| 上工 | 治未病者，见肝之病，则知肝当传之与脾，故先实其脾气，无令得受肝之邪 | 要求生活作息正常 |
| 中工 | 见肝之病，不晓相传，但一心治肝 | 不叮嘱生活作息 |
| 下工 | 刺其方袭者，与其形之盛者，与其病之与脉相逆者 | 完全不顾生活作息 |

**✚ 知识补充站**

　　肝脏是沉默器官，经常自觉乏力、疲劳或嗜睡，都可能是肝脏功能有状况。古希腊医圣希波克拉底（Hippocrates）说"饮食是最好的药"。 东方医圣张仲景《伤寒论》厥阴病篇中指出"厥阴病，渴欲饮水，少少与之愈"与"厥阴之为病，消渴，气上冲心，心中疼热，饥不欲食，食则吐蚘，下之利不止"。

## 6-10 七十八难：针刺压按与补泻之道（参考八十难）

针有补泻，何谓也?

1.补泻之法，非必呼吸出内针也。

2.知为针者，信其左，不知为针者，信其右。

3.当刺之时，必先以左手压按所针荣俞之处，弹而努之，爪而下之，其气之来，如动脉之状，顺针而刺之。得气因推而内之，是谓补；动而伸之，是谓泻。

4.不得气，乃与男外女内；不得气，是谓十死不治也。

补泻要配合呼吸出针或内针，医者双手先以左手压按所针之处，检查针刺穴区，穴区虚塌宜补之，穴区肿硬坚实宜泻之，弹而努之，诊察虚塌与坚实的差异程度；爪而下之，其气之来，如动脉之状，顺针而刺之，得气因推而内之，是谓补；动而伸之，其气之去，如静脉之状，逆针而刺之，失气以应动而伸之，是谓泻。得气与失气即"有见如入，有见如出"之"守神"。

《内经·邪客》："持针之道，欲端以正，安以静，先知虚实，而行疾徐。左手执骨，右手循之，无与肉果，泻欲端以正，补必闭肤，辅针导气，邪得淫泆，真气得居。扞皮开腠理，因其分肉，左别其肤，微内而徐端之，适神不散，邪气得去。"

《内经·刺志论》："气盛身寒，得之伤寒。气虚身热，得之伤暑。谷入多而气少者，得之有所脱血，湿居下也。谷入少而气多者，邪在胃及与肺也。脉小血多者，饮中热。脉大血少者，脉有风气，水浆不入。实者气入，虚者气出；气实者热，气虚者寒。入实者，左手开针空也；入虚者，左手闭针空也。"

《金匮要略》："诸浮数脉，应当发热，而反洒淅恶寒，若有痛处，当发其痈。""诸痈肿，欲知有脓无脓，以手掩肿上，热者为有脓，不热者为无脓。"诊心脏之脉（切诊），病者"诸浮数脉"应当发热，却见"洒淅恶寒"现象，加上"若有痛处"，当"发痈"，为医者，临床上当明辨并掌握诸症状。

**小博士解说**

"大拇指"有腕长伸肌、拇短伸肌与拇外展肌分布；偏历穴位，在两手虎口交叉食指尽端处（腕横纹上三寸）；当男性性功能有障碍时，仔细观察其"大拇指"，前述肌肉多乏力，大拇指容易酸麻无力，严重者连举筷都吃力；相应的，其下体球海绵体肌也乏善可陈。一般而言，随着年龄老化，大拇指周围的青筋，多会浮现出来。

大拇指属肺，拇指边的少商穴与下缘的鱼际穴是两大要穴。鱼际穴区经常酸麻无力，男性多见阳痿早泄，女人则是性冷淡。平日多做目瞪口呆表情，刺激地仓穴、迎香穴，促进消化排泄，孕妇可于排泄时坐在马桶上做此动作，通畅汗与二便、安胎神。平常坐卧或站立时多采脚尖着地动作，强化太冲穴、行间穴，可促进腹腔循环，孕妇可以养胎气助顺产。

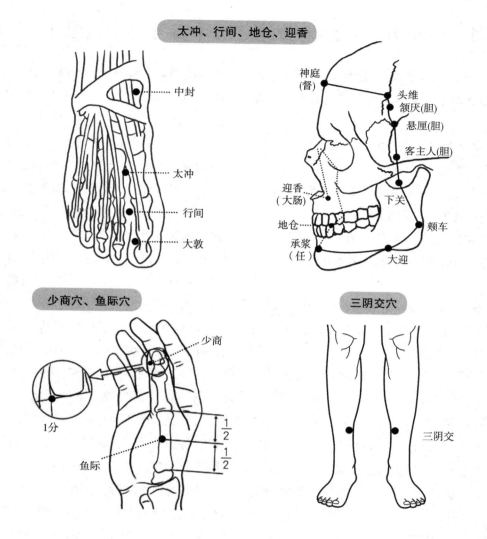

**太冲、行间、地仓、迎香**

少商穴、鱼际穴

三阴交穴

---

**✛ 知识补充站**

　　女性的"脚大姆趾"翘不翘得起来，皮表干不干净，显现肝经脉与肝脏状况。《内经·经脉》"肝足厥阴之脉，起于大趾丛毛之际，上循足跗上廉，去内踝一寸，上踝八寸，交出太阴之后，上腘内廉，循阴股入毛中，过阴器，抵小腹，挟胃，属肝，络胆，上贯膈，布胁肋，循喉咙之后，上入颃颡，连目系，上出额，与督脉会于巅……。"脚大姆趾指甲后的大敦穴，与其上的行间穴及太冲穴，是保健肝脏要穴。

　　肝经脉"上循足跗上廉，去内踝一寸"，张仲景最常用于诊治的穴位就是肝经脉期门穴，是小隐静脉上来之处，与肾经脉和脾经脉交会于内踝上三寸的三阴交穴，此管道是否通顺，关系着脑筋清不清楚和生命力的强弱度。

## 6-11 七十九难：迎随补泻之法（参考七十五难）

迎而夺之，安得无虚，随而济之，安得无实，虚之与实，若得若失，实之与虚，若有若无，

1. 迎而夺之者，泻其子也。

2. 随而济之者，补其母也。

3. 假令心病，泻手心主俞，是谓迎而夺之者。补手心主井，是谓随而济之者。

4. 所谓实之与虚者，牢濡之意也，气来实牢者为得，濡虚者为失，故曰若得若失。

七十二难"知内外表里，随阴阳调之，曰调气"，七十三难"火者，木之子，当刺井者，以荥泻之"，七十四难"季夏刺俞者，邪在脾"，七十五难"肝实肺虚，'泻'心火'补'肾水"，虚与实，若得若失，若得失之心。虚之于实，失而复得，皆大欢喜。实与虚，若有若无，若力之有无。实之于虚，得而复失，没有了就刚好。心病，虚者，"补"手心主井，是谓随而"济"之者，气来实牢者为得，主动脉（开始收缩）初输出有力时，手心主井关冲穴脉动有力，缓慢和徐进针或拿捏，是"补"其母。心病，实者，"泻"手心主俞，是谓迎而"夺"之者，脉动气濡虚者为失，主动脉

（收缩刚结束）输出最乏力时，即手心主俞大陵穴脉动最乏力时，迅速用力进针或拿捏，是"泻"其子。

《内经·离合真邪论》："气之盛衰，左右倾移，以上调下，以左调右，有余不足，补泻于荥输。……荣卫之倾移，虚实之所生，非邪气从外入于经也。""邪之新客来也，未有定处，推之则前，引之则止，逢而'泻'之，其病立已。""吸则内针，无令气忤；静以久留，无令邪布；吸则转针，以得气为故；候呼引针，呼尽乃去；大气皆出，故命曰泻。""必先扪而循之，切而散之，推而按之，弹而怒之，抓而下之，通而取之，外引其门，以闭其神。呼尽内针，静以久留，以气至为故。如待所贵，不知日暮，其气以至，适而自护。候吸引针，气不得出，各在其处，推阖其门，令神气存，大气留止，故命曰补。"

邪气侵犯人体后，若在真气与邪气尚未结合前，应该及时采用泻法，病情即可受到控制而治愈。但若真气与邪气已经结合了，就应该探究虚实而补泻之。临床上，医者当根据病人的神气情况，明辨病邪，选穴精刺，讲究补泻手法，善用针刺治疗。

### 小博士解说

手六井穴，攸关手经脉所系脏腑之安危及相关功能：

· 少商穴属肺，色泽不良，呼吸器官问题多，免疫力较低。

· 商阳穴属大肠，色泽不良，排泄问题多，腰脚易酸痛，难行远久坐。

· 中冲穴属心包，色泽不良，性功能问题多，情绪常陷低潮。

· 关冲穴属三焦，色泽不良，精神问题多，容易疲惫、精神不济。

· 少冲穴属心，色泽不良，心脏血管问题多，心情起伏大。

· 少泽穴属小肠，色泽不良，营养问题多，精力无法集中。

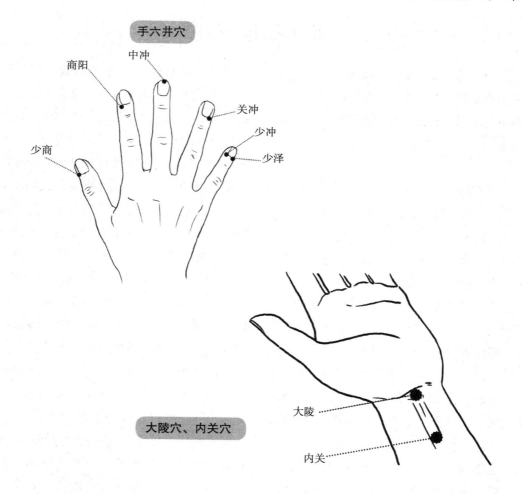

手六井穴

大陵穴、内关穴

**✚ 知识补充站**

　　《内经·小针解》"迎而夺之者，'泻'也。追而济之者，'补'也。……宛陈则除之，去血脉也。邪胜则虚之，诸经有盛者，皆泻其邪。徐而疾则实者，徐内而疾出。疾而徐则虚者，言疾内而徐出也。言实与虚若有若无者，言实者有气，虚者无气也。察后与先若存若亡者，言气之虚实，'补泻'之先后也，察其气之已下与常存也。为虚与实，若得若失者，言'补'者似然若有得也，'泻'则怳然若有失也。"

## 6-12 八十难：入针出针之法（参考七十八难）

有见如入，有见如出者，何谓也？

1. 所谓有见如入者，谓左手见气来至乃内针，

2. 针入见气尽乃出针，是谓有见如入，有见如出也。

"有见如入"，左手见气来至，右手乃内针。"有见如出"，针入见气尽乃出针；"有见如入，有见如出"是呼吸出针内针，"如入"是真有见，"如出"是没见似有见，若有若无，似有似无。七十八难："其气之来，如动脉之状，顺针而刺之，得气因推而内之，是谓补；动而伸之，是谓泻。"顺气势如入如出，顺畅无阻。"见气来与见气尽"是"气之来，如动脉之状"，收缩压是在主动脉输出的霎那间。"气之尽，如静脉之状"，舒张压是主动脉结束输出的霎那间。正常人的全身动脉都是在主动脉开始输出的霎那间启动，当主动脉输出结束那一霎那，就换动脉稍歇而挤压触动邻旁的静脉，就是"气来与气尽"、"气来如动脉状与气尽如静脉状"。换言之，临床上，以左手按穴待气来至乃下针，针入后候其气应尽而出针。

《内经·九针十二原》"泻曰必持内之，放而出之，排阳得针，邪气得泄，按而引针，是谓内温，血不得散，气不得出也。补曰随之，随之意若妄之，若行若按，如蚊虻止，如留如还，去如弦绝，令左属右，其气故止，外门已闭，中气乃实，必无留血，急取诛之。"快速进针可减轻疼痛，但未必能刺激患者的机体反应，或神经末梢的回传信息；慢速进针或会产生痛感，惟可刺激机体反应。临床上，"有见如入，有见如出"重要的是"守神"，可要求患者的呼吸配合入针与出针，是以左手触碰，有见气动入针、气尽出针。另一说法，快进针之"泻"，可治疗慢性疾病，慢进针之"补"，可治疗急性疾病；原则上，慢性疾病快进针非"泻"不可，急性疾病慢进针非"补"不可，"补泻"是要"有见如入，有见如出"，要"守神"正道。

《内经·九针十二原》"徐而疾则实，疾而徐则虚"，徐缓进针而疾速出针时，正气会充实，不使正气外泄为"补"；反之，疾快进针而缓慢出针，邪气便会随针而外泄，邪气由盛转虚为"泻"。"补"与"泻"关系着饮食状态，通过问诊了解病患饮食状态及其作息情况，提出健康管理方案，治未病才是医者王道。

**小博士解说**

《内经·八正神明论》申论针法"守其门户"之要领，要确知三部九候之病脉，恪守进出针与呼吸"补泻"之方圆规矩。知诊三部九候之病脉，处而"治之"；三部九候之气，尽调不败而"救之"。三部九候为之"原"，九针之论"不必存"也。三部九候是本，九针是末，不可舍本逐末，本末倒置，方能诊断正确率高，治疗少遗误。"补泻"保留正气或消除邪气，明白阴阳二十五人，知晓血气之所在，左右上下，诊断治疗毕全。

扎针补泻要领

| 针之补泻 | 针向之方圆 | 进针转针之呼吸 | 出针之呼吸 |
|---|---|---|---|
| 补 | 圆 | 呼气 | 吸气 |
| 泻 | 方 | 吸气 | 呼气 |

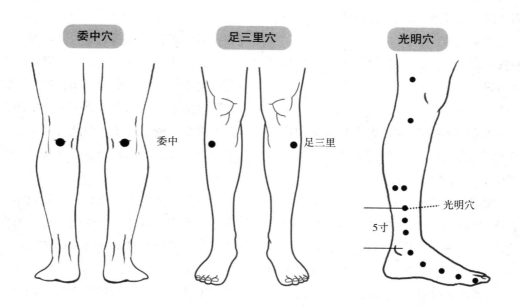

**＋知识补充站**

　　"补泻"是为保留正气、消除邪气，慢进针而快出针是保留正气，快进针而慢出针是消除邪气。"泻"法进针要快，得气时缓慢出针，不按闭针孔，摇动毫针使针孔放大，邪从针孔排出，以泄去邪气。"补"法进针，随经脉循行走向，行针导气或按穴下针的时候，手法缓慢轻巧，如被蚊虫叮般似有似无；出针时迅速起针，右手出针时，左手随即按住针孔，以留正气。

## 6-13 八十一难：实实虚虚之害（参考一难、十二难、四十八难、七十五难、七十七难）

无实实虚虚，损不足而益有余，是寸口脉耶？将病自有虚实耶？其损益奈何？

1.是病，非谓寸口脉也，谓病自有虚实。

2.假令肝实而肺虚，肝者木也，肺者金也，金木当更相平，当知金平木。

3.假令肺实而肝虚，微少气，用针不补其肝，而反重实其肺。

4.故曰实实虚虚，损不足而益有余，此者中工之所害。

《金匮要略》第10章腹满寒疝宿食病的"虚虚实实，补不足，损有余"，养脾胃与管理生活作息是治病首务。

"趺阳脉微弦，法当腹满，不满者必便难，两胠疼痛，此虚寒从下上也，当与温药服之。""病者腹满，按之不痛为虚，痛者为实，可下之；舌黄未下者，下之黄自去。""腹满时减，复如故，此为寒，当与温药。""腹中寒气，雷鸣切痛，胸胁逆满，呕吐，附子粳米汤主之。"（温药服之）"按之心下满痛，此为实也，当下之，宜大柴胡汤。""腹满不减，减不足言，当须下之，宜大承气汤。""心胸中大寒痛，呕不能饮食，腹中满，……上下痛而不可触近，大建中汤主之。"（温药服之）"胁下偏痛，发热，其脉紧弦，此寒也，以温药下之，宜大黄附子汤。"

"温药服之"与"可下之"，正是用药"补泻"、"守神"之道。病者"腹满，按之不痛为虚，痛者为实"是诊病时首当确诊以知虚实，比脉诊、问诊更确切。腹不满则便难，当与温药。腹满时减，当与温药。腹中寒气，附子粳米汤；心胸中大寒痛，大建中汤；胁下偏痛，大黄附子汤，都是"温药服之"。附子粳米汤有米类，大建中汤有蜀椒，大黄附子汤有附子，由此可见，肠道的黏膜组织需要温养，始能保护其黏膜，提升免疫防病机制。

肝病多是由于生活作息日久不规律，或饮食出了问题，或休息、睡眠不足，源自于先天体质、基因不良或是感染的情况相对较少见。因此，见肝之病，知肝传脾，当先实脾。"温药服之"与"可下之"以养脾胃与调整生活作息是治肝病之首务。

病自有虚实，肝之于魂，是反映营养与休息睡眠状况，暴饮暴食伤肝多实证，休息睡眠不足多虚证。肺之于魄，反映环境空气与运动的状况。环境空气不良多实证，运动不足多虚证。

**小博士解说**

《金匮要略》延续八十一难"实实虚虚"之精髓。"肝病，补用酸，助用焦苦，益用甘味之药调之。酸入肝，焦苦入心，甘入脾。脾能伤肾，肾气微弱水不行；水不行则心火气盛；心火气盛则伤肺，肺被伤则金气不行；金气不行则肝气盛。故实脾则肝自愈。此治肝补脾之要妙。肝虚用此法，肝实则不可用之。"总之，临证时虚实之辨最重要，否则难以对证施治。

**附子粳米汤、大柴胡汤、大承气汤、大建中汤、大黄附子汤之比较**

| 汤方 | 组成 | 煮服法 | 治疗病证 | 诊治重点 |
|---|---|---|---|---|
| 附子粳米汤 | 附子一枚（炮）、半夏半升、甘草一两、大枣十枚、粳米半升 | 水八升，煮米熟，汤成去滓，温服一升，日三服 | 腹中寒气，雷鸣切痛，胸胁逆满呕吐 | 关元穴轻压疼痛，稍重压不疼痛甚至舒服 |
| 大柴胡汤 | 柴胡半斤、黄芩三两、芍药三两、半夏半升（洗）、枳实四枚（炙）、大黄二两、大枣十二枚、生姜五两 | 水一斗二升，煮取六升，去滓，再煎，温服一升，日三服 | 按之心下满痛者，此为实也，当下之 | 右不容穴、左天枢穴、中脘穴轻压就疼痛，不堪重压，尤其是右不容穴 |
| 大承气汤 | 大黄四两（酒洗）、厚朴半斤（炙，去皮）、枳实五枚、芒硝三合（朴枳大芒） | 水一斗，先煮枳朴，取五升，去滓，内大黄，煮取二升，去滓，内芒硝，更上微火一二沸，分温再服，得下止服 | 腹满不减，减不足言，当须下之 | 左天枢穴、中脘穴、关元穴压之疼痛，不堪重压，尤其是左天枢穴 |
| 大建中汤 | 蜀椒二合（去汗）、干姜四两、人参二两 | 水四升，煮取三升，去滓，内胶饴一升，微火煎取一升半，分温再服；如一炊顷，可饮粥二升，后更服，当一日食糜，温覆之 | 心胸中大寒痛，呕不能饮食，腹中满，上冲皮起，出见有头足，上下痛而不可触近 | 左天枢穴、中脘穴、关元穴轻压就很疼痛，缓缓重压不会很疼痛，尤其是中脘穴轻缓地重压会很舒服 |
| 大黄附子汤 | 大黄三两、附子三枚（炮）、细辛二两 | 水五升，煮取二升，分温三服；若强人煮取二升半，分温三服，服后如人行四、五里，进一服 | 胁下偏痛，发热，其脉紧弦，此寒也，以温药下之 | 右不容、左天枢穴、关元穴压之疼痛，左天枢穴越压越痛，右不容穴缓缓重压，越压越舒服 |

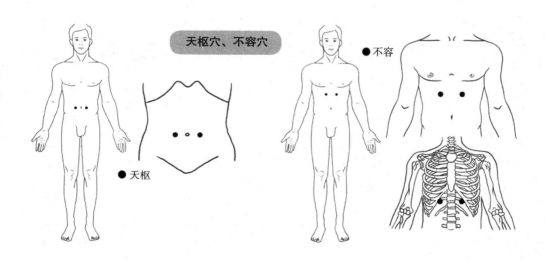

天枢穴、不容穴

●天枢

●不容

# 后记

《三国志·蜀书·先主传》有言："勿以善小而不为，勿以恶小而为之。"刘备临终前，以这两句话叮嘱儿子刘禅，字字珠玑。我个人的领悟是，好事要由小事做起，坏事也要从小事防范。

脉动之善小与恶小，"勿以善小而不为，勿以恶小而为之"属中性词句，起心动念从善如流，言语行为不负忠恕。生活的感情色彩，为之而不为，不为而为之，少孤独多温馨。

《论语·先进》子贡问："师与商也孰贤？"子曰："师也过，商也不及。"曰："然则师愈与？"子曰："过犹不及。"此中庸词句，言行举止，五脏六腑脉动之轻重缓急，贵于安然自在。生命的感情色彩，人际互动关系在于：出入之虚实（肢语）、言不言之虚实（言语）、缓急之虚实（行动），一探究竟，过犹不及。

**生活经营损益表（Profit and Loss Account）**

1. 德（心灵）：度假与运动情形，活动力大小、时数、持恒度
2. 智（脑子）：读书与睡眠情形
3. 体（身体）：饮食与作息情形
4. 群（住家）：人际关系
5. 美（表现）：生活型态等等"与之化矣"

**睡眠时间损益表**

| 年龄 | 睡眠时间点 | 睡眠时长 | 睡眠质量 | 损益结算 |
|---|---|---|---|---|
| 30岁前 | 12点前 | | | |
| | 12点后 | | | |
| 60岁前 | 11点前 | | | |
| | 11点后 | | | |
| 60岁后 | 10点前 | | | |
| | 10点后 | | | |

辗转难眠（睡眠品质不良）、沉睡昏睡（睡眠品质中等）、睡足睡饱（睡眠质量优良）

6小时以下（不良）、6~8小时（正常）、8小时以上（优良）

**睡眠质量损益表（满分10分）**

| 时间点 | 时长 | 质量 | 损益结算 |
|---|---|---|---|
| 12点前（2） | 6小时以下（2） | 辗转难眠（2） | 6分：不优 |
| | 6～8小时（3） | 沉睡昏睡（3） | 8分：优 |
| | 8小时以上（4） | 睡足睡饱（4） | 10分：最优 |
| 12点后（1） | 6小时以下（2） | 辗转难眠（2） | 5分：劣 |
| | 6～8小时（3） | 沉睡昏睡（3） | 7分：优 |
| | 8小时以上（4） | 睡足睡饱（4） | 9分：最优 |

还没睡：0分，累积0分多者，各种疾病上身几率很大，肝脏、心脏损伤日渐严重，甚至可能导致脏器衰竭。

　　早餐的时间决定了生命的精彩度，早餐的状况左右着生活的质量。勤奋者多长寿，不吃丰富营养的早餐，无人能勤奋地活动。因熬夜不能如期起床用早餐，自是伤身。肝癌与心肌梗塞猝死者，多是废寝忘食、拼命一族。

　　八点以前吃早餐，品种多样，营养丰富，生活作息多满分；九点以后吃早餐，生活作息多不正常；三餐之外，常吃零食、点心与消夜，难免有营养不均衡、饮食质量不良之偏颇。

### 三餐饮食状况自我评分表

（一）三餐的状况

| 饮食时间 | 饮食量 | 地点 | 计分 | 总分 | 备注 |
|---|---|---|---|---|---|
| 三餐定时 | 定量 | 食物种类与口味多变化 | 5分 | | 4分以上，合格 |
| | | 进食地点多变化 | 4分或5分 | | 6分以上，良 |
| | | 少变化或固定化 | 4分 | | 8分以上，优 |
| | 不定量 | 多变化 | 3分 | | 3分以下，不良 |
| | | 少变化 | 2分 | | 如不改善，罹患生活习惯慢性病几率升高。 |
| 三餐不定时 | 定量 | 多变化 | 3分 | | |
| | | 少变化 | 2分 | | |
| | 不定量 | 多变化 | 1分或2分 | | |
| | | 少变化 | 1分 | | |

（二）加减分表

| 持续时间加分 | 扣分情况 |
|---|---|
| 持续两个月以上5分 | 有一餐没一餐扣2分 |
| 持续一个半月以上4分 | 麦麸食物、果糖食物多扣1分 |
| 持续一个月以上3分 | 暴饮暴食或狼吞虎咽扣1分 |
| 持续二周以上2分 | 边走边吃扣1分 |
| 持续一周以上1分 | 常吃消夜、零食、点心扣1分 |

### 男性女性运动量自我评分

男性运动量自我评分

| 最大运动心率=（200–年龄）×80% | 运动维持20分钟以上的天数 | 持恒 | 总分 |
|---|---|---|---|
| 达130%（5分） | 一周至少五天以上（5分） | 持续三个月以上（5分） | |
| 达115%（4分） | 一周至少四天以上（4分） | 持续二个月以上（4分） | |
| 达100%（3分） | 一周至少三天以上（3分） | 持续一个月以上（3分） | |
| 达85%（2分） | 一周至少二天以上（2分） | 持续一个月以上（2分） | |
| 达70%（1分） | 一周至少一天（1分） | 持续二周以上（1分） | |

女性运动量自我评分

| 最大运动心率=（220–年龄）×80% | 运动维持20分钟以上的天数 | 持恒 | 总分 |
|---|---|---|---|
| 达130%（5分） | 一周至少五天以上（5分） | 持续三个月以上（5分） | |
| 达115%（4分） | 一周至少四天以上（4分） | 持续二个月以上（4分） | |
| 达100%（3分） | 一周至少三天以上（3分） | 持续一个月以上（3分） | |
| 达85%（2分） | 一周至少二天以上（2分） | 持续一个月以上（2分） | |
| 达70%（1分） | 一周至少一天（1分） | 持续二周以上（1分） | |

李家雄于台北诊所